精神科ナースが行う

服薬支援

臨床で活かす知識とワザ

編集 吉浜文洋 神奈川県立保健福祉大学保健福祉学部
南風原泰 医療法人栗山会飯田病院精神科

中山書店

執筆者一覧

編集者

吉浜　文洋　神奈川県立保健福祉大学保健福祉学部

南風原　泰　医療法人栗山会飯田病院精神科

執筆者（五十音順）

赤江麻衣子　財団法人信貴山病院ハートランドしぎさん（看護師）

石田　悟　津軽保健生活協同組合藤代建生病院（薬剤師）

遠藤　恵美　公立大学法人横浜市立大学附属市民総合医療センター（看護師）

岡本　典子　神奈川県立保健福祉大学（看護師）

小瀬古伸幸　財団法人信貴山病院ハートランドしぎさん（看護師）

小林　哲郎　医療法人栗山会飯田病院（薬剤師）

木挽　秀夫　名古屋市医師会看護専門学校（看護師）

澤井　美香　医療法人栗山会飯田病院（看護師）

篠田　守　医療法人栗山会飯田病院（看護師，精神保健福祉士）

高田　淳子　医療法人栗山会飯田病院（薬剤師）

田代　誠　財団法人積善会曽我病院（看護師）

田中　有紀　神奈川県立保健福祉大学（看護師）

知念　琴恵　医療法人和泉会いずみ病院（看護師）

南風原　泰　医療法人栗山会飯田病院（医師）

濱田　淳子　株式会社ウィズユー訪問看護ステーション（看護師）

早瀬　和彦　財団法人積善会曽我病院（看護師）

廣川　聖子　独立行政法人国立精神・神経医療研究センター精神保健研究所（看護師）

福嶺　牧子　医療法人和泉会いずみ病院（臨床検査技士）

山崎　京子　独立行政法人国立病院機構肥前精神医療センター（看護師）

吉浜スミエ　医療法人和泉会いずみ病院（看護師）

吉浜　文洋　神奈川県立保健福祉大学（看護師）

はじめに

「抗精神病薬投与中，発熱とともに著しい筋固縮，振戦，嚥下困難などの錐体外路症状….発汗・唾液分泌過多などの自律神経症状が…」――精神医学書の薬物療法の項には，悪性症候群の症状がこのように書かれています．しかし，症状の羅列だけでは看護にとって活用できる情報とはなりません．副作用の初期兆候に気づくことが，看護の役割の一つだと思うからです．

看護師が「これは何か違う」とその可能性を疑うのでなければ初期兆候は見逃されます．たとえば悪性症候群の初期徴候では，発熱しているにもかかわらず，発汗が続き，皮膚が湿潤することがあります（一般的に発熱時は，皮膚は乾燥していて，解熱時に発汗します）．このような状態に出あったとき，一般の発熱と「何か違う」と感じるかどうかが問題です．

看護師は，典型的な症状が出そろうまでの初期兆候について，あるいは，副作用であるかどうかの見極めについて知っておく必要があります．しかし，このような看護の視点から書かれた精神科薬物療法の本は，ほとんどない――のではないでしょうか．

このような問題意識をもちつつ，本書は編集されています．チーム医療のなかで，「看護は薬物療法についてどのような役割を担っているのか」「看護に固有な役割，視点とは何か」，これらのことにこだわった看護師向けの精神科薬物療法の「知識とワザ」の本となることを心がけたつもりです．

本書の特徴の一つは，事例を多く取り入れていることです．個人のなかに埋もれたままになっている看護師ならではの体験を掘り起こし，共有したいと考えたわけです．

基礎知識をふまえてこその看護の視点です．精神科医，薬剤師，臨床検査技師の方々に精神科薬物療法の基礎的な知識についても執筆していただいています（1章）．向精神薬の副作用をセルフケア領域ごとに分類し，副作用とセルフケアの関連について整理しました．セルフケアアセスメントの参考になるだろうと思います．当事者は，どのような思いで服薬しているかも語ってもらいました（以上2章）．チーム医療については，本音の出やすい座談会という形式で掲載しました（3章）．4章は11事例を提示しています．問題解決のワザなどをくみ取っていただけたらと思います．入院時から退院，通院までの流れを追って看護師の行う服薬支援のポイントを整理したのが5章です．この章では，医療施設だけでなく，訪問看護，デイケアといった地域での服薬支援についても紹介しています．

薬物療法については膨大な情報が出回っています．批判的に吟味しなければ情報に振り回されます．本書は，「看護」が行う服薬支援にこだわり，足が地についた実践の紹介を基軸に編集しました．情報の海のなかで，精神科薬物療法にかかわる看護師が自分の立ち位置をしっかり見定め，役割を見出していくことに役立つものと信じています．

吉浜文洋

精神科ナースが行う 服薬支援
一臨床で活かす知識とワザ

CONTENTS

3章 薬物療法におけるチーム医療

4章 不適切な服薬・服薬中断の事例

1章

精神科薬物療法の基礎知識

1 向精神薬とは：発見から現在の問題点まで

向精神薬とは何か

精神科で働いていれば必ず耳にする言葉の一つに「向精神薬」があります．「精神科で使われる薬」ということで何となくわかったつもりでいても，あらためて説明を求められると戸惑う人もいると思います．

では向精神薬とは何でしょう．漢字から意味を推察すると，「向」精神薬は精神に向かう，つまり中枢神経系に効果を現す薬となります．ちなみに向精神薬と間違えやすい用語の「抗」精神病薬は，精神病に抗う（あらがう），つまり精神病に対抗して症状を抑える薬となります．

おおむね間違ってはいませんが，もう少し調べてみましょう．広辞苑（第六版）では，以下のように述べられています[1)]．

> 向精神薬：中枢神経系に作用して精神状態に影響を与える薬剤の総称．鎮静剤・睡眠剤・精神安定剤・抑鬱治療剤・覚醒剤・幻覚剤など．

上記のとおり広辞苑では「覚醒剤，幻覚剤」という言葉が出てきます．確かに，この2つは中枢神経系に作用して精神状態に影響を与えますが，向精神薬といわれたときにイメージするものではありません．

ちなみに，オンライン百科事典プロジェクトのWikipediaでは以下のようになっています[2)]．

> 向精神薬（こうせいしんやく，psychoactive drug）は，広義には，中枢神経系に作用し，生物の精神活動に何らかの影響を与える薬物の総称である．狭義には，麻薬及び向精神薬取締法で個別に指定された物質である．

Wikipediaでは，向精神薬には広義と狭義があるとされています．「中枢神経系に作用して精神活動に影響を与える」という広義では，覚醒剤や幻覚剤も該当します．また，アルコールやニコチン，カフェインなど嗜好品の範疇としてとらえられるものも，含まれると考えていいでしょう．

しかし，狭義の「麻薬及び向精神薬取締法で個別に指定された物質」という説明は単なる同語反復にも思え，けっしてわかりやすい説明とはいえない気がします．さらに，「麻薬及び向精神薬取締法」は日本の法律であることを考えると，国によって向精神薬が示す薬は違うことになるのでしょうか．実はそのとおりで，国によって違います．アルツハイマー病やてんかんは，日本では精神科で診る病気ですが，国によっては神経内科の病気になり，そのような国では，抗認知症薬や抗けいれん薬は向精神薬に分類されないようです．ですから最も狭い意味での向精神薬は，抗精神病薬，抗不安薬，抗うつ薬，気分安定薬の総称ということになります．いずれにせよ，日本の精神科臨床で使われるときは主に狭義の向精神薬であり，精神科で治療薬として使う薬を指します．

このように，広義から狭義まで幅広い解釈ができますが，本書では「向精神薬」の定義を以下のようにしたいと思います．

①中枢神経系に作用して精神の働きに影響を与える薬．

②精神科の臨床において治療薬として使用される．

③抗精神病薬，抗不安薬，抗うつ薬，気分安定薬，睡眠導入薬，抗てんかん薬，抗酒薬，抗認知症薬，抗パーキンソン薬などに分類される．

向精神薬の歴史と現状

抗精神病薬

抗精神病薬の歴史をたどっていくと，紀元前の古代インドまでさかのぼることができます．古代インドの医学であるアーユルヴェーダでは，インド蛇木（じゃぼく）という木の根が薬として使われていました．その生薬は降圧作用，解熱作用や催吐作用をもつと同時に，不眠や錯乱にも効能をもつとされていました．

このインド蛇木の成分を抽出して1952年に誕生したのがレセルピンです．当初，レセルピンは降圧薬として誕生したのですが，強い鎮静作用をもつことがわかったため，精神疾患の興奮時に用いられるようになり，確かな効果が認められました．しかし，レセルピンを使用した患者が激しいうつ状態を呈することがあるという報告が相次ぎ，問題となりました．また鼻閉，低血圧などの副作用も問題となりました．その後，クロルプロマジンをはじめとする効果のはっきりした抗精神病薬が次々と開発されました．そのため最近では，精神科の治療にレセルピンを使用することは少なくなりました．筆者は処方経験はありませんが，先輩医師に聞くと，確かに精神疾患の激しい興奮に効果を示す例があり，同時にレセルピンに由来すると思われる激しいうつ状態に苦労した経験もあるということでした．

クロルプロマジン

現在使われている抗精神病薬の元祖といえば，クロルプロマジンです．1950年，フランスでの人工冬眠▶[1]の実験から生まれました．クロルプロマジ

▶1 人工冬眠
「人工冬眠」という言葉を聞くと，SF好きな人は，低温にすることで人体の状態を長時間保つ「cold sleep」を想像するかもしれない．しかし，本稿での人工冬眠は，手術の侵襲を少なくするために体温を低下させ，代謝を低下させることを指す．また，自律神経遮断作用をもつ薬を手術前投薬として利用する試みも指している．

ンはメチレンブルーと同じく，フェノチアジン系の化合物です．麻酔薬の効果を延長させる作用があることや，鎮静作用があることがわかり，人工冬眠さらには躁病性の興奮抑制に応用されたのです．このクロルプロマジンをもとに，さまざまな抗精神病薬が開発されていくことになります．

同時に，抗精神病薬がもつ作用から，統合失調症の機序が推察されるようになります．具体的には抗精神病薬のドーパミン遮断作用から，統合失調症の本態はドーパミンの過剰にあるのではないかという「ドーパミン仮説」が注目されたのです．つまり，統合失調症の機序が解明され，それに対応した薬が開発されたのではなく，効果のある薬の発見から統合失調症本態の研究が進んでいったのです．

MEMO
メチレンブルー水溶液
魚の尾ぐされ病や白点病，黒斑病などの治療薬として知られている．

ハロペリドールなどのブチロフェノン系

一方，クロルプロマジンを代表とするフェノチアジン系誘導体が鎮静に効果を示したのに対し，1957年に誕生したハロペリドールを代表とするブチロフェノン系誘導体は幻覚・妄想に対して大きな効果を示しました．ただし，ブチロフェノン系誘導体は，陽性症状に対してある程度の効果を発揮できても，陰性症状の改善に関しては力不足といわざるをえませんでした．

その他

さらに1960年代にクロザピンの効果[2]がわかると，ドーパミン以外の神経伝達物質の研究も盛んになりました．

その後，抗精神病作用をもちながら錐体外路症状の少ない薬，陰性症状に効果を示す薬の開発が目標になっていきます．その結果，開発された抗精神病薬を「非定型抗精神病薬」とよびます．現在も，さまざまな非定型抗精神病薬が新しく生まれ，それに伴い，精神科の薬物療法も少しずつ形を変えているようにみえます．

[2] クロザピンの効果
クロザピンは，難治性の統合失調症に効果のあることがわかり注目された．ただし，顆粒球減少という重篤な副作用をもつため，使用には毎週，血液検査を行うなどの条件があり，慎重に投与されている．

抗うつ薬

イプロニアジド

抗結核薬として開発されていたイプロニアジドに，患者の気分を賦活する作用が見つかり，1952年にモノアミン酸化酵素（MAO）[3]の阻害作用をもつことが発見されました．ここから抗うつ薬開発の歴史が始まります．しかし，イプロニアジドには肝機能障害などの副作用があったため，異なるタイプの抗うつ薬の開発が求められました．副作用の少ないMAO阻害薬の開発は現在も進められていますが，日本ではあまり使われていません．

イミプラミン

抗精神病薬のクロルプロマジンを改良し，新しい抗ヒスタミン薬を開発していく過程でつくられたのがイミプラミンです．1956年に，イミプラミンの抗うつ作用が確認されました．このイミプラミンが三環系抗うつ薬の原型です．

[3] モノアミン酸化酵素（MAO）とモノアミン仮説
セロトニン，アドレナリン，ノルアドレナリン，ドーパミン，ヒスタミンなど，1個の（mono）アミノ基（amino）をもつ神経伝達物質を「モノアミン」という．ちなみに，そのなかで，カテコール基をもつアドレナリン，ノルアドレナリン，ドーパミンを「カテコールアミン」という．
モノアミンのなかでも，セロトニン，ノルアドレナリン，ドーパミンなどが，うつ病患者の脳内では少なくなっていると考えたのが「モノアミン仮説」である．
モノアミン神経伝達物質の酸化を促進させる酵素を「モノアミン酸化酵素（MAO）」という．このMAOによるモノアミンの分解を阻害するのが，MAO阻害薬で，特にドーパミンとセロトニンの分解を阻害する．ドーパミンの分解を阻害することによりパーキンソン病の治療薬，セロトニンの分解を阻害することによりうつ病の治療薬として働く．

三環系抗うつ薬は抗うつ作用は強いのですが，抗コリン作用や抗ヒスタミン作用などの副作用が強いことが欠点でした．その副作用は，便秘や口の渇き，眠気などです．そこで1980年代には，それらの副作用の少ない四環系抗うつ薬が抗うつ薬の開発の主流となりました＊1．

これらの抗うつ薬が，ノルアドレナリンやセロトニンの再取り込みを阻害することがわかり，うつ病の「モノアミン仮説」が生まれました．効果を示す薬から病気の機序が研究されてきたという点では統合失調症と同じです．

SSRI，SNRI

1988年には，最初の選択的セロトニン再取り込み阻害薬（SSRI）であるフルオキセチンが，アメリカで発売となりました．日本で最初のSSRIは，1999年に発売されたフルボキサミンです．その後，次々とSSRIやセロトニン・ノルアドレナリン再取り込み阻害薬（SNRI）が，新しい抗うつ薬として登場しました．

SSRIを中心とした新しい抗うつ薬は，抗コリン作用や抗ヒスタミン作用など従来の副作用が少ない反面，新たな問題もありました．嘔気や嘔吐，焦燥感，場合によっては攻撃性を高めたり，離脱症状が出現したりすることがあったのです．これには薬そのものの問題と同時に，使用する対象にも問題があると思われます．つまり操作的診断▶4の浸透もあり，従来診断の内因性のうつ病以外にも広く使用されたことも新たな問題に影響しているかもしれません．

気分安定薬

リチウム

気分障害の治療薬としてリチウムの有用性が発見されたのは1948年です．躁うつ病患者の尿から躁うつ病の原因物質を探す研究の過程で，たまたま尿酸の溶媒として使用したリチウム塩が，モルモットに対して鎮静効果を示したのでした．そこから躁病患者にも投与され有効性が確認されました．しかしその当時，リチウム塩は食塩の代用とされており，多量に摂取した人の死亡例が続けて報告されたため，血中濃度のモニタリングで安全性が確保されるまでは広く用いられることはありませんでした．

バルプロ酸ナトリウム，カルバマゼピン

現在，気分安定薬としてリチウム以外にも，抗てんかん薬であるバルプロ酸ナトリウムとカルバマゼピンが日本では認可されています．バルプロ酸ナトリウムは1966年，カルバマゼピンも1970年代に抗躁効果が発見されました．ちなみにカルバマゼピンの気分安定作用は日本で発見されています．

抗不安薬，睡眠薬（睡眠導入薬）

1832年，エチルアルコールを塩素化して合成された抱水クロラールの誕生

＊1 ページガイド
1章「2. 主な向精神薬と副作用」（p.11）を参照.

▶4 操作的診断と従来診断

DSM（diagnostic and statistical manual of mental disorders）は，アメリカ精神医学会の定義による「精神疾患の診断・統計マニュアル」である．現在，第4版改訂版（DSM-Ⅳ-TR）まであるが，第3版（DSM-Ⅲ）から「操作的診断基準」が設定され，それと同時に「多軸診断システム」が採用された．
これは，精神科臨床の経験の多さ・少なさに関係なく，同じ診断を可能とするための「標準化」の試みである．ただし，判断の根拠が「現時点の症状」に偏り，生育歴や環境要因があまり考慮されていなかったり，初心者でも診断しやすい代わりに臨床経験でつちかった「勘」などは排除されたりする面がある．それに対し，従来からある精神科医の診断過程に基づく診断を「従来診断」とよぶ．
実際には，操作的診断と従来診断を併用し，場面によって使い分けることが多いようである．

MEMO

泉に含まれていたリチウム!?

紀元前4世紀のトルコの都市エフェソスでは，泉の水が不機嫌症（特別の原因がなく，周期的に不機嫌になる）に効くことが知られていた．どうやらその泉の水に含まれていたのが，リチウムだったようである．

により，睡眠薬という概念が誕生しました．1864年にバルビツール酸が合成され，1907年にはブロムワレリル尿素，1912年にはフェノバルビタールが合成されました．その後，多くの種類のバルビツール酸系および非バルビツール酸系睡眠薬が合成されましたが，耐性と依存の形成や安全性などが問題となり，現在まで使われているのはブロムワレリル尿素などほんのわずかです．

それに代わって安全性の高い睡眠薬が求められるようになり，ベンゾジアゼピン系薬の開発が盛んになりました．最初のベンゾジアゼピン系薬であるクロルジアゼポキシドが合成されたのは1955年ですが，抗けいれん作用，抗不安作用，催眠作用，筋弛緩作用などがあるということがみつかるまでには，少し時間を要しました．その後，さまざまなベンゾジアゼピン系の抗不安薬や睡眠薬が開発されていますが，バルビツール酸系ほどではないにせよ，ベンゾジアゼピン系薬も依存や耐性の問題を抱えています．

一方で，ベンゾジアゼピン骨格をもたない抗不安薬や睡眠薬の開発も進み，1996年には非ベンゾジアゼピン系抗不安薬としてタンドスピロンが開発されています．

抗てんかん薬

抗てんかん薬は，他の向精神薬よりも以前から臨床的に使用されてきました．臭素剤，バルビツール酸系薬，ヒダントイン系薬などです．

臭素剤は1851年に抗けいれん作用の報告があり，欧州では1860年ごろより使用されていました．現在でも使用されているフェノバルビタール（バルビツール酸系）やフェニトイン（ヒダントイン系），トリメタジオン（オキサゾリジン系）などは，いわゆる近代（1950年代以降）の向精神薬の導入以前から使われていました．

その後，向精神薬が盛んに開発された1955～1975年の20年間には，プリミドン（バルビツール酸系），エトトイン（ヒダントイン系），エトスクシミド（オキサゾリジン系），アセチルフェネトライド（ウレア系），スルチアム，アセタゾラミド（スルホンアミド系），カルバマゼピン（イミノスチルベン系），ジアゼパム，ニトラゼパム（ベンゾジアゼピン系）などが使用されるようになりました．

比較的新しい薬としては，バルプロ酸ナトリウム（分枝脂肪酸），クロナゼパム，クロバザム（ベンゾジアゼピン系），ゾニサミド（ベンズイソキサゾール系）があります．さらに近年，承認された新規抗けいれん薬，あるいは抗てんかん薬として，ガバペンチン，トピラマート，ラモトリギンなどがあります．

抗酒薬

抗酒薬は中枢神経に働きかけるわけではないので，厳密には向精神薬とはいえませんが，精神科の治療で使用される薬なので，本稿で触れたいと思います．現在，使用されている抗酒薬には，ジスルフィラムとシアナミドがあります．いずれもアルデヒド脱水素酵素を阻害します．アルコールは代謝される過程でアセトアルデヒドを経て酢酸へと変化し，無害な物質になりますが，抗酒薬はアセトアルデヒドを酢酸に変える酵素を阻害します．上で述べたアルコール代謝の過程で働きかける酵素を阻害する，または，二日酔いなどの悪酔いの原因であるアセトアルデヒドを体内に蓄積させる働きがあります．つまり，抗酒薬は少しのアルコールで悪酔いさせて，アルコール摂取を控えさせることを目的としているのです．

ジスルフィラムの抗酒作用は1948年にみつかりました．効果発現までに時間がかかること，効果の個体差が大きいことの特徴があります．

シアナミドは元来，肥料として用いられる石灰窒素の加水分解物質です．肥料に長時間接した人が，酒に弱くなったことから発見されたといわれています．

抗パーキンソン薬

パーキンソン症状を呈するパーキンソン症候群は，パーキンソン病を中心とする本態性パーキンソニズムと，症候性パーキンソニズムに大きく分かれます．症候性パーキンソニズムのなかに，薬剤性パーキンソニズムがあります．これは，抗精神病薬をはじめとした向精神薬の副作用として，パーキンソン症状が出現することをいいます．そのため，精神症状の治療薬ではなく向精神薬による副作用の治療のために，抗パーキンソン薬が用いられます．ただし，パーキンソン病とは違い，抗コリン薬や抗ヒスタミン薬を抗パーキンソン薬として使うことが多いのが特徴です．ドーパミン量を増やす薬では，逆に幻覚や妄想などの精神症状を惹起しかねないことがその理由です．

北米と違って日本では，抗精神病薬を使用するにあたって，錐体外路系の副作用が出現する前に予防的に，これらの抗パーキンソン薬を併用するという傾向がありました．これも多剤併用の原因の一つとなっています．

抗認知症薬

1990年代後半ごろには，数多くの脳循環改善剤や脳代謝賦活剤といわれる薬が使用されていましたが，1998～2001年のあいだにそのほとんどが認可取り消しとなりました．その理由は効果がないということでしたが，本当に認可を取り消された薬すべてに薬効がなかったのか，それならなぜそもそも認可されたのかなど，いまだに腑に落ちない部分は残ります．

現在，アルツハイマー病の治療薬として使用されているのは塩酸ドネペジルです．アルツハイマー病の患者は，アセチルコリン合成酵素の活性が低下していますので，アセチルコリンエステラーゼを阻害することで脳内のアセチルコリン量を増やすことを目的としています．しかし，これは神経細胞の変性や脱落を防ぐわけではありません．より根本治療に近い薬が現在開発中です．

精神科の薬物療法における問題点

精神科の薬物療法を語るときに欠かせない問題点がいくつかあります．多剤併用や大量処方，それに伴う過鎮静など副作用の問題です．反省すべき点や改善していかなければならない点はもちろんあるのですが，簡単にはいかない面もあります．その困難さを知るために，日本の精神科，特に臨床の現場が置かれている現状を考えてみたいと思います．

標準化された精神医学とローカルな精神医学

根拠に基づいた医療（evidence-based medicine：EBM）という言葉は，広く浸透してきました．医療行為が正当性をもつためには，科学的な根拠に基づいて標準化する作業が必要となっています．臨床においても，科学的な根拠があることが何よりも優先されがちです．しかしそれだけでは，大切な何かを見落としてしまうこともあるのではないでしょうか．このような観点から，科学的や標準化などの用語と対をなすような概念の重要さも指摘されています．

NBMとは

その一つが，EBMに対するNBMという考え方です．NBMの「N」は“narrative”を指します．つまり患者の物語を重視する医学で，EBMを補うものとされています．科学性と同時に，患者の個別性も大切にしようというものであり，個人のもつ歴史や文化に目を向けようということでもあります．特に精神科の臨床では，そのような観点は重要になります．そして患者の物語だけではなく，医療者や病院のもつ物語や文化も，治療に大きな影響を与えるものとなります．精神科の治療文化は，地域や病院によって大きく異なることがあります．薬物療法といえども，その文化から自由ではありません．ローカルな精神医学が積み重ねてきた知恵を，どう活かしていくかが重要となります．

脳とこころ

薬物療法は，精神科の治療の中心をなすものであるのは確かです．しかし臨床では，薬は患者の治療や回復に関して役割の一部を担っているにすぎません．治療の現場では，さまざまな要素が関係しています．その意味では，臨床の現場での薬の効果は，薬理学的作用がすべてではないようにみえます．おそらくかかわりや信頼感などの患者-医療者間の関係性や，治療環境などが大きく影響しているはずです．

現在の大学で学ぶ精神医学は，生物学的精神医学が主流となっています．いい方を変えれば，それは脳を調べていけば，いずれ「こころ」にたどり着くという立場です．しかし精神科では逆に，こころを突き詰めていくと，脳にたどり着くという立場をとる人もいます．おそらく脳もこころも，どちらも見つめていくのが，本来の精神科的あり方なのだと思います．薬物療法に関しても薬理作用だけでなく，かかわりなどの要素が，その効果に大きく影響することは間違いありません．プラセボ効果[*2]という言葉からもわかるとおり，患者がその薬を信用しているかどうかで効き方も変わってきます．さらには処方した医師や手渡してくれた看護師との信頼関係も，効き方に影響してくるはずです．

＊2　ページガイド
2章「3. 薬物療法を当事者はどう受けとめているか—デイケアメンバーへのグループインタビューから」（p.45）を参照.

日本の精神医療は民間偏重？

以前，「他の科だと治療が困難な患者は大学病院に紹介するのに，どうして精神科では国公立病院から民間病院に紹介されてくるのか」と先輩の内科医にたずねられたことがあります．そう聞かれて，確かにその傾向はあるなと妙に感心した覚えがあります．

それはおそらく日本の精神科医療の歴史からくるものだと思います．1960年代以降，日本中に民間の精神科病院が次々とつくられ（その社会的背景はここでは省略します），長いあいだ，民間病院が日本の精神科医療を支えてきたという現実があります．大学病院などの研究機関では比較的シンプルな症状の患者を診ることが多く，治療困難な患者は医師の少ない民間病院で長期間の入院生活を送る傾向があります．これは，次に述べる多剤併用や大量処方といった問題にも大きく関係しているはずです．

多剤併用と大量処方

日本の精神科における多剤併用の背景には，漢方医学の伝統があると指摘されます．さらに日本人独特の器用さからくる職人芸的工夫が，患者の状況に合わせて複数の薬を調合するという習慣に至ったと考えられます．諸外国の向精神薬（特に抗精神病薬）のとらえ方をみると，欧州ではそれぞれの薬のもつ特徴の違いを論じるのに対し，北米では薬どうしの差異はほとんどないという立場をとるようです．つまり北米では，鎮静が主作用か抗幻覚妄想が主作用かという違いはあっても，どの薬も大きな違いはないので，複数の薬を併用することに意味はないと考えていたようです．日本は欧州に近い立場をとり，薬ごとにそれぞれ違う特徴をもち，効き方に差異があると考え，患者それぞれに合う調合を工夫してきたのです．

また難治性の患者や主治医が治療に苦労している患者は，多剤併用や大量処方になる傾向があります．そして新薬が次々と出てきても，治療に難渋する患者がいなくなることはありません．そう考えると，これらの問題が簡単に解決できないことは理解できると思います．

column

薬物代謝とCYP

体は，いったん体内に取り込まれた薬も異物と認識します．そして体の外へ排出します．その代謝や排泄という過程を主に司る臓器が肝臓と腎臓です．

ですから，肝臓や腎臓の機能が低下しているときは，薬が通常より長く体内に留まったり，血中濃度が予想を超えて上昇したりする可能性があるので注意が必要です．

水溶性の物質は腎臓を経て尿中に排泄されます．尿中に溶け出しにくい脂溶性の物質は肝臓で代謝され，主に胆汁や尿中に排泄されます．なかには，肺から呼気として排泄される物質や，唾液腺から唾液として排泄される物質もあります．ちなみに，ゾピクロン（アモバン®）は唾液に溶けて排泄されます．そのため，服用から時間が経っても「苦み」を訴える人が多いのです．

肝臓での代謝に関係する酸化代謝酵素の代表がcytochrome P450（CYP）です．CYPは一つの酵素を指すのではなく，似た酵素が集まった酵素群を指し，アミノ酸配列の相同性により分類されます（同じ思いをもった集団のなかに，いくつもの派閥があるのと似ていますね）．CYP1，CYP2などを「ファミリー」，さらに下位分類のCYP2C，CYP2Dなどを「サブファミリー」と呼びます．さらに，サブファミリーを分けたCYP3A4などの場合，ファミリーの数字，サブファミリーのアルファベット，下位分類の番号を並べて表記します．

では，CYPはどこにあるのでしょう．細胞中のミクロソームに存在します．この細胞は肝臓だけではなく，小腸，肺，脳にも分布しています．しかし，薬の代謝を考えるとき重要なのは肝臓と小腸です．CYPはいろいろな種類があると述べましたが，すべてを覚える必要はありません．いろいろな薬が関係するCYP3A4と，向精神薬が多く関係するCYP1A2，CYP2C19，CYP2D6の4つを記憶の端にとどめておけば十分です．

CYPが主に問題となるのは相互作用においてです．ある薬がCYPの働きを阻害したり誘導したりすることによって，同時に服用している薬の血中濃度を上げたり下げたりします．臨床的にはカルバマゼピンによってハロペリドールの血中濃度が下がることが定期的なモニタリングで観察できます．この場合，CYP3A4やCYP2D6が関与しているものと推察されます．

薬物療法は医師だけの領域か？

薬を処方できるのは医師だけです．調剤や指導ができる薬剤師といえども処方はできません．看護師も同じです．しかし与薬が重要な業務であったり，拒薬傾向の患者に薬の必要性を説得したり，調子の悪い患者に頓服や注射を勧めたりと，薬へのかかわりは避けて通れません．実はこのようなかかわりも含めて，薬物療法は成り立つのだと思います．よりよいかかわりが，薬の作用を何倍にも活かしていく可能性があります．しかし逆に，医療者が見当違いな対応をすることで，薬の効果を半減させてしまうどころか，有用な薬を毒に変えてしまうことにもなりかねません．処方する立場になくても，臨床の現場で働くためには，正しい知識を得ることが大切です．

（南風原泰）

文献

1）新村　出，編．広辞苑 第六版．岩波書店；2008．p.948．
2）http://ja.wikipedia.org/wiki/%E5%90%91%E7%B2%BE%E7%A5%9E%E8%96%AC
3）風祭　元．クロルプロマジンの向精神薬作用の発見とわが国での臨床への導入．臨床精神医学 2006；2（35）：199-205．
4）風祭　元．気分安定薬・抗躁薬．臨床精神医学 2006；8（35）：1111-1116．
5）風祭　元．日本近代精神科薬物療法史．アークメディア；2008．p.2-3，5，7．
6）風祭　元．レセルピンと後発のフェノチアジン化合物などの初期 Neuroleptica．臨床精神医学 2006；3（35）：325-330．
7）風祭　元．三環系抗うつ薬とMAO阻害剤．臨床精神医学 2006；5（35）：545-549．
8）樋口輝彦．抗うつ薬開発の歴史と未来．医療 2001；55（1）：13．

2 主な向精神薬と副作用

向精神薬とは

向精神薬（psychoactive drug）という言葉を初めて用いたのは，1548年，Lorichiusという神学者であった[1)]とされています．そもそも向精神薬とは中枢神経系に働き，広く精神機能全般に影響を及ぼす物質全体を指します．つまり，現在，精神科で用いられている薬（抗精神病薬，抗不安薬，抗うつ薬，感情調整薬など）だけでなく，アルコールや覚醒剤などの精神異常発現薬も含む概念となります．

また，向精神薬の分類については諸説（Delayの分類，Kleineの分類，WHOの分類，Denikerの分類など）ありますが，臨床上では表1で十分であると考えます．そのうち5種について，以下におおまかな特徴と注意すべき主な副作用について述べます．

抗精神病薬（神経遮断薬）

抗精神病薬は現在，持続型注射製剤（デポ剤）を入れると30種類以上が臨床で使われています．その有効領域は，統合失調症と外因性精神病▸1，精神症

▸1 外因性精神病
アルコール幻覚症や離脱症候群，夜間せん妄，およびアンフェタミン，コカイン，フェノサイクリジン，LSDなどによる薬物誘発性の幻覚など．

表1　精神科治療に用いられる薬物の分類

1. 抗精神病薬（メジャートランキライザー，強力精神安定薬，ニューロレプチカ，神経遮断薬）
2. 抗不安薬（マイナートランキライザー，緩和精神安定薬）
3. 抗うつ薬
4. 抗躁薬（感情調整薬）
5. 睡眠薬（睡眠導入薬）
6. 精神刺激薬（中枢刺激薬）
7. 抗てんかん薬
8. 抗酒薬
9. 抗パーキンソン薬

（中井久夫，山口直彦．看護のための精神医学 第2版．医学書院；2004．p.67より）
※「4. 抗躁薬（感情調整薬）」は，本書においては「気分安定薬（mood stabilizer）」とする

状を伴ううつ病，躁病（躁状態），非定型精神病など多岐にわたっています．

抗精神病薬を統合失調症以外の疾患に使用する場合は，比較的少量で症状の消失をみることができますが，表2の要因により薬効や使用量などに影響が出るため注意が必要です．

統合失調症治療薬としての抗精神病薬の薬理作用[2, 3]としては，①中枢神経系への作用，②神経内分泌・代謝系への作用（無月経や乳汁分泌などプロラクチン分泌能への影響，肥満形成や糖尿病罹患，副腎皮質ホルモンへの影響など），③自律神経系への作用（起立性低血圧，口渇，便秘，腸管麻痺，悪性症候群など），④生体全体への作用があります．これらの作用がどのように現れるかは表2の要因に大きく影響されます．

表2　薬効や使用量などに影響を及ぼす要因

①疾病の各段階による差	・慢性期より急性期のほうが効果は得られるといわれている ・外部からの働きかけに対する感受性・感情面での反応性低下や情動平板化，意欲の低下，注意散漫などの「陰性症状」よりも，いわゆる幻覚・妄想などに左右された行動化や不安，恐怖感を中心とした「陽性症状」により効果があるとされている
②疾病の重症度	・社会生活障害の程度によって，薬への反応性とともに使用量が異なる
③患者の薬に対する期待度	・患者が薬の力を借りることに無関心で服薬コンプライアンスが維持できず，社会的不利益を被る可能性がある（その可能性が高いときは，持続型注射製剤やデポ剤などが選択の対象となる） ・患者の薬に対する期待度は，処方医の薬に対する姿勢などにも影響される
④患者の心理状態，生理状態ならびに環境	・たとえば大きな不安を抱えているときに，一人で服用する場合と，主治医や看護師，家族や友人などが服用時にそばにいる場合とでは「安心感」が大きく異なり，薬効そのものに大きく影響を与える ・合併症（肝機能障害や機能障害など）の有無や程度によって影響が出ることもある
⑤睡眠	・睡眠の質や量が影響を与える
⑥（医師による）精神療法的配慮	・急性期であっても薬に対する十分な説明と「今，ここで」の必要性を患者に伝える服薬の合意[4, 5]は，薬効だけでなく，その後の治療関係にも影響を及ぼす ・この段階で「手抜き」をすることは「力の論理による行使」を意味し，患者には薬が外部からの侵入者のように映り，なかなか薬効を示さない，もしくは多くの量を必要とする「薬と闘う患者」[2]をつくってしまう可能性がある
⑦嗜好品，とりわけ喫煙の有無	・喫煙は抗精神病薬の体内血中濃度を大幅に下げるため，非喫煙者よりも喫煙者は量を多く必要とする
⑧性別	・体重や年齢，病状などにもよるが，一般的に男性よりも女性のほうが薬の投与量は少なくてすむ傾向（男性投与量の60～70％前後）にある
⑨年齢	・一般的に精神障害の多くは，加齢により「丸み」を帯び，火山に例えると活火山状態から休火山の状態に移行するとされている．その意味では，時間がもつ「治療的な側面」を（患者，治療者ともに）味方にする必要はあるが，小児のように体重や体表面積を利用して薬の投与量を算出する計算式がないことから，年齢による「適正量」をどのようにするかは課題として残されている（現在は，肝臓や腎臓の機能，および精神症状の量的，質的内容とのバランスの上に立ち，「手探り」の状態で行っている）
⑩人種	・東洋人は欧米人のおおよそ3分の1の量を薬の適量とするという考え方「オリエンタル・ドージス」がある[2]
⑪「吸収-分布-代謝-排泄」	・個人差などの影響を受けやすく，投与初期の段階から「鍵と鍵穴」のようにぴたりと当てはまる薬の種類とその量を決めることは非常に難しく，一般的に試行錯誤のための時間を必要とする

主作用と副作用

抗精神病薬には主作用と副次的作用（随伴作用）があります．たとえば，中枢神経系の作用では，ドーパミン受容体に対する拮抗（遮断）作用や，外界からの刺激に対する反応性の低下作用，生理的な興奮に対する静穏（鎮静）作用，錐体外路系への作用[2)]（パーキンソン症候群，アカシジア，ジストニア，遅発性ディスキネジアなどを発現），体温調整機能▶2に対する作用，脳波への影響，けいれん発作誘発作用，制吐作用などが知られています．

この作用のごく一部（ドーパミン受容体に対する拮抗作用や刺激緩和作用，静穏作用）が治療薬（主作用）として働きます．たとえば，統合失調症の特徴である「考えや気分・感情，意思のまとまり」（脳の精神機能の側面▶3）が一時的ないし比較的長期にわたり乱れた状態を是正したり，乱れやすくなっている脳の状態を保護したりするなどです．しかし，これ以外の作用（錐体外路系への作用，けいれん発作誘発作用，脳波への影響，神経内分泌系・代謝系への作用，自律神経系への作用，体温調整機能を含む生体全体への作用など）は，副次的作用（随伴作用）として位置づけられています．

抗精神病薬の副作用は，患者にとって非常に不快な体験であり，その後の服薬行動にも大きく影響するため，患者からの「副作用」の訴えや発現を観察した際には，患者のつらさや苦しさを共感するとともに，患者の安全保障感を保障[4)]する（必ず回復すること，そのための薬はいろいろあることを伝える）など細やかな対応が求められます．

また，いわゆる「非定型」抗精神病薬は，従来の「定型」抗精神病薬と比べ，錐体外路症状や神経内分泌系への影響，自律神経系への副作用が少ないとされています．しかし，患者の心理社会的状況（対人・対物環境の変化による気疲れなど）や生理的条件（心身の疲弊，不眠などによる脳の過労状態），投与量などによって副作用が発現することがあります．加えて，非定型薬は糖尿病を惹起する可能性が高く，糖尿病患者には禁忌なため注意が必要です．

アカシジア

抗精神病薬による「副作用」は多岐にわたります．そのなかで①比較的発現頻度が高い，②自殺や暴力（自傷他害）に発展する可能性がある，③早期発見・対応しなければならないものの一つに，アカシジアがあります．アカシジアの自覚症状としては，じっとしていられない（静止不能），下腿を中心としたむずむず脚症候群（restless legs syndrome），座ったままでいられない（着坐不能），焦燥感や内的な不穏感，不眠などがあります．また，他覚的所見では，貧乏ゆすりなどの足踏み，徘徊（廊下を何度も往復する「熊さん運動」），頻繁な体位や位置の交換，坐位や立位時の下腿の不随運動[5)]などもみられます．

アカシジアが生じると，明らかに活動量や活動範囲が拡大するので精神症状

▶2 体温調整機能
抗精神病薬は視床下部にある体温調節中枢を抑制するため，安静時，体温が若干低く観察される．最初の抗精神病薬であるクロルプロマジン塩酸塩は，もともと，当時流行していた心臓外科手術時の「ショックを防止する」目的で開発された[6)]という経緯がある．

▶3 脳の精神機能の側面
脳の働きには，間脳領域を中心に生命活動を維持する機能と，精神面の機能（知・情・意など）を司る領域（精神機能の側面）がある．統合失調症を含めた多くの精神疾患は，知（考えのまとまり），情（感情のまとまり），意（意思のまとまり）のいずれか，もしくはすべてが一時的，または比較的長期にわたって乱れる病気と理解されている．

と間違われる場合が多く，抗精神病薬が増量されることもあるため注意が必要です．アカシジアを疑うケースとしては，コミュニケーションがまったくとれなかった患者が突然「何とかしてほしい」と頼ってくるようになった，あるいは訴えを含めた会話や接触の機会が急増した場合などがあります．

対処としては，まず抗精神病薬を減量します．ただし，精神症状との関係で減量が困難な場合は，対処補助薬（抗パーキンソン薬や抗不安薬，β遮断薬〈β-ブロッカー〉など）によるコントロールを模索します．

急性ジストニア

通常，急性ジストニアは強い不穏や焦燥，精神運動興奮などに対して使用したHPD（ハロペリドール）などの抗精神病薬を注射した後，数時間から数日以内に現れる，中枢神経系の障害です．身体の一部または全身が硬直したり，よじれたり，けいれんを起こしたりするなど，持続的，不随的な筋収縮にかかわる運動障害全般を指します．特に「咽頭けいれん」を起こすと，ときに致命的になる場合があるので要注意です．また，眼球上転発作（oculogyric crisis）や，身体をよじった状況で後ろに反り返ってしまう後弓反張が生じることもあります．

これらは，初めて精神疾患となった若い男性（経験的には痩せ型の男性に多い印象があります）に，多く発現するとされています．急性ジストニアでは痛みを伴うことが多く，また異様な姿勢や姿態をとることから，患者本人はもとより支える家族も「大きな不安」をもってしまいがちです．

対応としては，本人や家族の心配や不安な気持ちをまず汲み，そのうえでゆっくりと，やや低めの声で「一過性であること（必ず回復すること）」「対処する薬（ビペリデンなどの抗パーキンソン薬や抗不安薬）はたくさんあること」など，“安心”を伝えることが大切だと考えます．

遅発性ジスキネジア[7, 8)]

遅発性ジスキネジアは，抗精神病薬を長期間（数か月～数年）にわたって，大量に服用した後，ときに発現する副作用です．口・舌・顎・頬を中心とした「振り幅」の大きい，不規則な種々の不随意運動からなる障害が現れます．

遅発性ジスキネジアは，1950年代後半から1960年代にかけて世界的に数多く報告されましたが，日本では1970年代に入ってから注目されるようになりました．口舌周辺部から顎にかけて発現することが最も多く，舌打ち，舌の捻転，咀嚼運動[▸4]，顔面筋のチック様運動などを示します．何らかの資源に伴う不安が加わったり，注意をそらしたりすると増悪し，睡眠中は消失することが知られています．また，脳器質部に損傷を抱えている場合，女性，高齢者などに多発するともいわれています．

遅発性ジスキネジアが固定化した場合の治療法は，いまだ知られていません．ただし，薬物起因性であることは明確です．そのため，精神障害を抱えな

! ▸4 うさぎが餌を摂るときの，舌を丸める・こねる，上顎と下顎を左右交互に擦り合わせるなどの仕草に似ていることから，「ラビット・マウス・シンドローム」ともいわれている．

がら「希望をもって，生きていけるための環境づくり」が大切になります．

たとえば，①働く場，憩える場，住む場などの充実，②再燃や再発前に心・身に現れる「乱れ」（眠れなくなる，便秘と下痢を交互に繰り返す，身体の痛みが続くなど，いわゆる警告反応）に耳を傾ける，③患者自らが困難さを乗り越えるのに必要な「対処・対応技術」を身につけてもらうための心理教育，その他の心理社会的アプローチを併用し，抗精神病薬の服用量を必要最小限で維持できる方法を患者とともに見つけることが，求められていると思います．

悪性症候群

高熱や自律神経症状，重症の錐体外路症状を合併する悪性症候群にも注意を払う必要があります．悪性症候群は急激な抗精神病薬の増量あるいは減量をしたとき，患者の心身の消耗（脱水や飢餓状態）が著しい場合などに起こります．知識の普及や治療薬の出現などにより発生頻度は減少していますが，現在でも発見が遅れたために不幸な転帰をたどったケースは少なくありません．

発現時の対処は，ただちに服薬を全面中止するとともに，「対処薬」であるダントロレンナトリウム水和物，ブロモクリプチンメシル酸塩を投与（必要に応じてジアゼパムを投与）しクーリングして，二次感染予防のための抗菌薬（抗生物質製剤とほぼ同義）投与などの処置を迅速に行う必要があります．

抗不安薬と睡眠薬（睡眠導入薬）

現在，日本の臨床で使用されている抗不安薬の多くは，ベンゾジアゼピン骨格を中心とした薬です．以前は，バルビツール酸系化合物（バルビツール酸系薬，フェノバルビタールなど）が広汎に用いられていましたが，依存性が高い，治療量と致死量の幅が狭いという安全性の問題から，ベンゾジアゼピン系抗不安薬の登場とともに治療の舞台から退いていきました．

ベンゾジアゼピン系化合物の開発と並行して，薬理スペクトラム▶5も検討され，ベンゾジアゼピン骨格を有する化合物は，①抗不安作用，②骨格筋弛緩作用，③抗てんかん作用，④催眠鎮静作用を併せもち，これらの作用はγ-アミノ酪酸（GABA 系）を介して中枢神経系の抑制を起こすことが明らかとなりました[9]．開発にあたっては[9]，いかに①以外の骨格筋弛緩作用，抗てんかん作用，催眠鎮静作用を分離し，純粋化していくかが課題となりましたが，今日ではジアゼパム▶6と比較し，抗てんかん作用が強い場合は抗てんかん薬として，骨格筋弛緩作用と催眠鎮静作用が相対的に強ければ睡眠導入薬として用いられています．

抗不安薬

ベンゾジアゼピン系抗不安薬の適応は広く，神経症圏，パニック障害，強迫

MEMO
最初のベンゾジアゼピン系抗不安薬であるクロルジアゼポキシドは，1959年に開発された（日本での発売は 1961 年）．その後，ベンゾジアゼピン骨格を母核とする化合物は数多く合成され，今日に至っている．

▶5 薬理スペクトラム
抗不安薬を例にすると，臨床で期待する「主作用」は不安のエネルギーを押し下げ，乱れた自律神経系の全体のバランスを整えることになる．しかし，抗不安薬は全身に作用するため，「主作用」以外に随伴する「さまざまな効果」が発現する．本文中にある「抗不安作用以外の作用」（骨格筋弛緩作用，抗てんかん作用，催眠鎮静作用）がそれらに該当する．
一方で，「一つの薬」に含まれている主作用以外の作用（薬理スペクトラム）を明らかにし，活かすことで（主作用以外の作用を強化することで），同じベンゾジアゼピン系薬の骨格をもちながら，腰痛や背部痛などの疼痛を緩和する際の補助薬として，また抗てんかん薬，睡眠導入薬などの「薬」としても使われる．

▶6 ジアゼパム
ベンゾジアゼピン系抗不安薬の基準薬でもあり，WHO の essential drug でもある．

性障害，全般性不安障害，アルコール・薬物依存症，てんかん重積発作時など，多岐にわたり使用されています．その使い分けの方法は，生物学的半減期ならびに最高血中濃度到達時間，および抗不安作用の力価によります[7]．

ベンゾジアゼピン系抗不安薬は，治療量と中毒量の幅が広いなどのメリットはありますが，使用開始当初から精神・身体依存を形成する問題が指摘され（そのため使用時は，短期，少量が基本），最近ではアザピロン誘導体（タンドスピロンクエン酸塩，ゾピクロン）などの非ベンゾジアゼピン系化合物が提供されるようになっています．ただ，その「評価」は今後の結果を待たなければならないと思います．また，ベンゾジアゼピン系抗不安薬は一般的に，安全性が高いとされていますが，高齢者や興奮などで心身が疲弊した患者に用いる場合，呼吸抑制や転倒を起こすことが多くあります．さらに，投与中断の脱抑制による衝動性の亢進，アルコールとの交叉耐性などがあるため注意が必要です．

[7] ベンゾジアゼピン系抗不安薬の使い分け方の例

- 会議で報告しなければならないときや，苦手な人と話をしなければならないときなどの「予期不安」には，標準的な薬であるジアゼパムを使う．
- あることが頭から離れず，日常生活に支障をきたすような強迫性を伴う不安は，ジアゼパムよりも抗不安作用の強いクロキサゾラムやブロマゼパムを使う．
- 不定愁訴が終日続くような場合には，半減期の長いベンゾジアゼピン系の薬を使う．

睡眠薬（睡眠導入薬）

生物学的半減期と最高血中濃度到達時間から，用いる薬を選択します．たとえば，入眠障害型（布団に入ってもなかなか寝つけないタイプの不眠）には，血中濃度の立ち上がりが早く生物学的半減期の短い薬（ブロチゾラムなど）を，中途覚醒型（入眠できるものの途中で目が覚めて，それ以降はなかなか寝つけないタイプの不眠）には，入眠障害型よりも最高血中濃度到達時間が遅く，生物学的半減期がやや長い薬（フルニトラゼパム，ニトラゼパムなど）を使用します．また，熟眠障害型（早朝に目が覚めてしまい眠った感じがしないタイプの不眠）には，生物学的半減期の長い薬（フルラゼパム塩酸塩など）を選択します．使用時の注意点は，抗不安薬の場合とほぼ同じです．

抗うつ薬

抗うつ効果が確認され，はじめて臨床に提供された薬はイミプラミン塩酸塩（1957年）です．今日では選択的セロトニン再取り込み阻害薬（SSRI），セロトニン・アドレナリン再取り込み阻害薬（SNRI）をあわせ，16種類が治療薬として使用されています．

抗うつ薬の分類は，構造式や出現順を用いる方法などが知られていますが，臨床上では出現順による分類のほうが理解しやすいと考えます．出現順による分類について，以下に述べます．

第一世代

イミプラミンを含む1980年以前に発売された古典的な薬の一群で，アミトリプチリン塩酸塩，クロミプラミン塩酸塩など，三環系骨格をもつ抗うつ薬を第一世代といいます．

第二世代

1980 年以降に発売されたアモキサピン，マプロチリン塩酸塩，ミアンセリン塩酸塩，トラゾドン塩酸塩，ロフェプラミン塩酸塩などを第二世代といいます．第一世代と構造式は異なりますが，第一世代がもっていた抗コリン性副作用（口渇，便秘，視調節障害，排尿困難，麻痺性イレウス，狭隅角緑内障の誘発と悪化，見当識障害，せん妄，異常高熱現象など）を軽減した点に大きな特徴があります．

第一世代の抗うつ薬が，うつ病を中心とした疾患に汎用されるようになると，その薬理作用を解明する研究も進み，主としてノルアドレナリン（NA）やセロトニン（5HT）などの脳内アミンに特異的に作用することで，効果を発現するとした「NA 仮説」や「5HT 仮説」が提示されました．しかし，抗うつ薬を服用しているにもかかわらず，再発を繰り返してしまう「事実」や，うつ病が擬薬（偽薬）[*1]によく反応する「事実」，薬草のセントジョーンズワートや抗不安薬のアルプラゾラム，抗精神病薬のスルピリドの有用性，心理療法面からのアプローチ（認知行動療法）の有効性などから，「NA 仮説」や「5HT 仮説」だけでは，うつ病の病態を説明しきれず，現在は両仮説ともに暗礁に乗り上げた状態にあります．

第三世代

SSRI，SNRI を第三世代とよんでいます．モノアミン仮説を基本に，より安全性が高く，SNRI のように 5HT と NA の両方，または，SSRI のように 5HT にのみ“純粋”に作用する（純化路線）薬として開発されました．

しかし市販後の調査で，自殺を目的にした大量服用による致死性といった面の安全性は確保されたものの，抗コリン性の副作用や高頻度に生じる性機能障害，減量や中止に伴う顕著な離脱症候群，自傷他害の衝動性亢進などの問題が指摘されています．第一・第二世代と同様，十分な観察が必要な薬といえます．

気分安定薬

気分安定薬としては現在，炭酸リチウム，カルバマゼピン，バルプロ酸ナトリウム，クロナゼパムが用いられています．

炭酸リチウム

上記のうち，炭酸リチウムが最も早く気分安定薬として有効性があることが確認されました．その作用機序については諸説ありますが，いまだ十分に解明されていません．また，双極性障害においては，躁とうつのあいだの周期が比較的大きいタイプに有効とされています．

服用後，速やかに（約 1～6 時間で）胃腸管から吸収されて全身にいきわた

＊1　**ページガイド**
2 章「3. 薬物療法を当事者はどう受けとめているか―デイケアメンバーへのグループインタビューから」（p.45）を参照．

MEMO

主な気分安定薬の使い方について[10)]

炭酸リチウムは，どちらかというと陽気で，コミュニケーション・チャネルがいくつもあるために「あちこち」に話しが飛び，関与する側が疲れてしまうタイプに有効と思われる．
カルバマゼピンは，ときに，その場にそぐわない怒りや興奮が急にみられるようなタイプ（連続性が急に途切れるような様態を呈するタイプ）に有効と思われる．

りますが，中毒域と治療域のあいだが非常に狭く，薬物血中濃度測定により一定の濃度（1.0mEq/L 以内）を保つ必要があります．また，腎臓を介して排泄されるため，腎機能の程度をモニタすることも大切になります．さらに，心臓に対する影響も強いことから，心疾患を有する患者には禁忌であり，投与期間中は定期的に心電図検査を行う必要があります．

投与初期時に，手指の振戦，胃腸障害，眠気，疲労感，筋力低下，下痢などが認められることがあります．また，過剰投与の場合は，投与初期の症状に続いて発熱，嘔吐，粗大振戦，眩暈，構語障害が起こります．さらに進行すると，意識障害や筋肉のれん縮，昏睡，けいれん発作に続き，心循環器系の虚脱状態を起こして死に至る場合があります．対処としては，まず炭酸リチウムを即時中止します．同時に，体内からの排泄を促進するため，電解質の点滴静注や利尿薬の投与を行うとともに，重症例にあっては血液透析を行います．

カルバマゼピン

カルバマゼピン，バルプロ酸ナトリウム，クロナゼパムは，いずれも抗てんかん薬として汎用されていますが，気分調整に関する有効性から転用された経緯があります．

カルバマゼピンは，急性の躁状態や炭酸リチウムの無効例，周期のなかで間歇的に表れる易怒，興奮などの鎮静，ラピッド・サイクラー[8]のように軽躁を中心とした病相の交替が頻繁にみられるようなタイプに有効とされています（双極性障害では 100～1,000mg/日の服用が一般的です）．

ただし，肝臓の CYP2D6[9] 酵素を誘導するため，薬物間相互作用が多く注意が必要なことと，血液障害（白血球減少症，再生不良性貧血，顆粒球減少など）の発現頻度が高く，投与時に十分な観察を行う必要があります．

バルプロ酸ナトリウム

バルプロ酸ナトリウムは[10]カルバマゼピンと同様に，急性の躁状態と双極性障害の再発予防として汎用されています．双極性障害においては炭酸リチウムと異なり，周期の波が短いサイクルに有効とされ，その薬理作用は，脳内のギャバ（GABA）活性を高めることによるとされています．投与量は体重換算（15～20mg/kg）により，500～2,000mg/日の範囲で調整するのが一般的です．

副作用としては，悪心，嘔気（嘔吐），食欲不振，下痢などの消化器症状が最も多く，また無症候性の肝トランスアミラーゼ上昇をみる場合もあります．ただし，肝トランスアミラーゼ上昇は，一般的に良性に経過するので経過観察で十分と思われます．まれに高アンモニア血症や劇症肝炎をきたす場合もありますが，高アンモニア血症は錯乱や傾眠傾向をきたし（高アンモニア血症が疑われたときは減量が必要となります），劇症肝炎はときに致死的となることか

---

[8] ラピッド・サイクラー
躁うつ病に使用する薬が作用しにくくなり，再発の周期が非常に短く，軽快する期間がほとんどない状態で再発を繰り返す患者群を指す．躁うつ病患者の 10～20%に認められ，特に女性が約 8 割を占め，中年期に多いとされている．原因については，抗うつ薬の使用により躁うつ病の病相の周期が短縮するとした説，頻回な抗うつ薬の変更や不規則な服薬（急激な中断を含む）によるとする説，躁うつ病の治療で汎用される炭酸リチウムを長期間服用すると，約 50%に甲状腺機能低下症がみられることから炭酸リチウムの使用が原因とする説など，多岐にわたっているが，いまだ確定していない．

[9] CYP2D6
CYP は cytochrome pigment 450 の略．
薬は生体にとっては「異物」であるため，生体側では「異物」としての害を最小限度にまで軽減するために（生体を防御するために），親水性を高めて分解，排出しやすくする．これらは主に，肝臓のミクロソームにある薬物代謝酵素による加水分解や酸化，還元反応により行われるが，P450（CYP2D6）は，この薬物代謝酵素の一つで薬の効果や副作用の個人差，複数の薬との相互作用にかかわっている（1 章「1．向精神薬とは：発見から現在の問題点まで」〈p.2〉を参照）．

[10] バルプロ酸ナトリウムは，コミュニケーション・チャネルとしては比較的「双方向性」はあるが，自分の世界に閉じこもってしまう傾向が強く（自閉的），不機嫌さがやや目立ち，関与する側が何となく気を使ってしまうようなタイプに有効とされている[10]．

column

うつ病の症状と治療

うつ病はセリエのストレス学説にもあるように，危機に際して人間がとる３つの方法「逃走」「闘争」「反応」のうち，反応の「凝固状態」に近く，（頑固な）不眠や便秘，食欲不振などの前駆症状（警告反応）を伴うことから，“緊張の系列”として考えることができます．

そのため治療は，心身の緊張した状態を保護し，緊張を和らげる療養環境を提供するとともに，抗うつ薬で“弛緩”させる必要があります．ただし，このとき，うつ病患者の内面では「自殺」に向かう衝動性が常にうごめいており，急激な“弛緩”で「身体は軽くなるものの，気分は伴わない状態」を形成し，非常に苦しい状況に置かれます．そのため，「治療をゆっくり行う」「気分の改善は最後である」と伝えることが重要です．

一方，心身の動揺は，うつ病の入り口期と，回復直前のいわゆる「回復臨界期」に振り子の幅が大きくなります．回復臨界期の動揺は「終末期動揺」ともいわれますが，振り子の幅は入り口部分よりも大きく，患者は「治らないのでは，悪化したのでは」と先のみえない不安にさいなまれ，医療や薬に対する不信を抱く時期でもあります．この段階でのかかわりとしては，薬量を変えず（薬の減量や追加は，脳内環境を大きく変えることとなり，患者を非常に苦しい状況に置くことになります），患者の側にいてつらさや苦しさを共有する（シュビング的接近），または「とても苦しいかもしれませんが，今は回復に向けてどうしても通らなければならない関所です」などと，安全保障感を保障する言葉がけを行うことが大切だと思います．

うつ病はもともと，周期性がある（再燃・再発を繰り返す）ものの，自然に治まる病気です．治療全過程において，①回復とは病気の前と同じ暮らし方，働き方に戻ることではなく，身体の声に耳を傾け，必要なときに休めるようになること，②これまでの自分の生き方なり考え方を微調整し「一味違う自分に出会う」こと（養生の視点），③薬には再燃・再発をある程度抑え，患者自らが軌道を変えていく過程（一味違う自分に出会う過程）を支える役割があるという話し合い（つまり，服薬継続についての話し合い）が必要なことを伝えるのは，患者が「うつ病と折り合いをつけていく」うえで重要です．

ら，定期的な検査を含め，十分な観察が必要です．

クロナゼパム

クロナゼパムはベンゾジアゼピン骨格をもち，医薬品や薬物依存などの二次性躁病（躁状態）に有効とされています．その使用法と副作用を含めた一般的な注意は（ベンゾジアゼピン系）抗不安薬と同じです．（石田　悟）

文献

1) 三浦貞則，監．精神治療薬体系／第１巻 向精神薬の歴史・基礎・臨床．星和書店；1996．p.2-24.
2) 中井久夫，山口直彦．看護のための精神医学 第２版．医学書院；2004．p.66-77.
3) 八木剛平．精神分裂病の薬物治療学－ネオヒポクラティズムの提唱．金原出版；1993．p.5-7.
4) 中井久夫．抗精神病薬の使用戦略試論．精神科治療学 1986；1（1）：5-22.
5) 中井久夫．からだの科学選書 精神科治療の覚書．日本評論社；1982．p.73-91.
6) 渡辺昌祐，江原　嵩．抗精神病薬の選び方と用い方 改定第２版．新興医学出版社；1993．p.13-52.
7) 医薬品・治療研究会，NPO 法人医薬ビジランスセンター，名古屋市立大学医学部精神医学教室，編訳．向精神薬治療ガイドライン．医薬ビジランスセンター；2001．p.28-29.
8) 八木剛平．精神分裂病の薬物治療学－ネオヒポクラティズムの提唱．金原出版；1993．p.67-69.
9) 融　道男．向精神薬マニュアル．医学書院；1998．p.131-158.
10) 神田橋篠治ほか，編．精神科薬物療法を語ろう－精神科医からみた官能的評価．日本評論社；2007．p.200-213.

3 アドヒアランスとは何か

はじめに

精神科において薬物療法は治療の柱の一つであり，患者が怠薬・断薬せず治療を継続することが重要になります．そのため，精神科看護では必然的に患者の服薬行動にかかわることが多くあります．日々，適切な服薬継続のため創意工夫を重ねているなかで，「コンプライアンス」「アドヒアランス」などの言葉を耳にしたことがあると思います．どちらも患者の服薬行動に対する姿勢を問題にする場合に用いられることが一般的ですが，この2つの言葉にはどのような相違があるのでしょうか．

そもそも，コンプライアンス，アドヒアランスは，精神科や服薬に限って使われる言葉ではなく，治療に対する姿勢として，薬物療法以外の治療や医療以外の場面でも使われます．本稿では，それぞれの言葉の概念，医療現場で用いられるようになった経緯，コンプライアンスからアドヒアランスへと考え方が移行してきた背景について，簡単に紹介します．

コンプライアンスとは

コンプライアンスという概念が医療上で一般的に用いられるようになったのは，Blackwell[1)] が1973年に雑誌『The New England Journal of Medicine』で「patient compliance」という言葉▸1 を使ってからだと考えられています[2)]．コンプライ（comply）には「従う」という意味があり，そこから派生したコンプライアンスという言葉には「患者の従順さ」が包含されており，医師などから指示された治療法をそのとおりにきちんと守って実行する「服薬順守」を意味します．かつてのパターナリズムの名残ともいえますが，医療に対する社会のまなざしが変化し，患者や家族が治療における自身の権利についての考えを新たにしているなかで，医療者主体ととれるコンプライアンスという概念が果たして適当であるかという疑問がもたれるようになってきました．

! ▸1 Blackwell によるコンプライアンスの定義

Blackwell は The New England Journal of Medicine に掲載した論文で，コンプライアンスを「患者の行動は患者が受けた医学的指示に合致している程度」と定義している．それまでは，「患者脱落（patient dropout）」という表現が用いられていた．

アドヒアランスとは

アドヒアランスは本来，治療だけでなく健康問題に対する行動変容への介入全般を対象とした言葉です．アドヒア（adhere）には「くっつく」という意味があり，そこから派生したアドヒアランスとは「固く守る」を意味します．指示されたことに忠実に従うというより，患者が自分で責任をもち主体的に治療に臨む姿勢を表します．治療方針への忠実さという点では，アドヒアランスはコンプライアンスと同義ですが，これを患者の主体性の視点からとらえる点に違いがあります．

つまり，アドヒアランスは，医療者だけでなく患者自身も治療方針の決定に参加し，積極的に治療を行おうとする能動的な態度による相互参加の関係を示しています．

MEMO

Stanton による アドヒアランスの定義

Stanton[3] はアドヒアランスを「熟練した医療者たちが“患者は治療に従順であるべき”という患者像から離脱することを意図した概念」と定義し，患者–医療者の関係などが治療行動に大きな影響を与えるととらえる点にコンプライアンスの概念と明らかな相違点があるとしている．

コンプライアンスからアドヒアランスへ

1980年ごろから慢性疾患患者の継続治療の重要性が注目されるようになり，長期にわたる治療（服薬）においては本人の主体的意識が重要で，治療の成否を左右する大きな鍵となると考えられたことから，アドヒアランスという概念が強調されるようになりました．

日本においては1998年，日本エイズ学会総会サテライトシンポジウムにおいて取りあげられたことが普及のきっかけだと考えられています[4]．AIDS（acquired immune deficiency syndrome）は当時，治療や予後に関して悲観的な見方が強かったうえ，社会的スティグマもありました．そのため，治療行動を継続することがきわめて困難な状況にあり，患者がいろいろな治療法を理解して取り組む，参加する，というアドヒアランスのもつ意味合いは特に大きかったと推測できます．

2001年にはWHO（世界保健機関）でも「アドヒアランスミーティング」が開催され，“コンプライアンスではなくアドヒアランスという考え方を推進する”という方向性が示されました．その報告書[5] では，アドヒアランスについて「アドヒアランスはヘルスケア提供者からの服薬や治療の推奨について，患者の同意が必要である」こと，患者と専門家との関係はパートナーシップであるべきことが述べられています．WHOがこの問題を取りあげた背景には，精神疾患を含む慢性疾患のDALYs（疾病による負担）▶2 が，2001年には世界で54%だったものが2020年には65%に増大するとの予想があり，こうした慢性疾患の治療にはアドヒアランスが重要だとする考えが反映されたといえます．

MEMO

コンコーダンス（concordance）

アドヒアランスと「コンコーダンス」は同義の概念をもつ．主にイギリスで用いられているが，日本ではアドヒアランスとの明確な違いがなく「治療同盟」というニュアンスを含み用いられている．

! ▶2 DALYs
disability adjusted life years の略．

MEMO

アドヒアランスと医療費

アドヒアランスの不良は治療対効果をみると，医療費に非常に大きな損害を与えているとの調査結果もある．

医療におけるアドヒアランス

コンプライアンスの判断基準はあくまでも医療者側にあり，指示どおり服薬できない患者については「問題患者」として扱い，否定的に受けとめる傾向にありました．精神科では拒薬や怠薬がみられる患者に対して，本人の同意が得られないままに食事や飲み物に薬を混ぜてのませたり注射をしたりすることが行われていました．やむをえない状況もあることは，読者のみなさんは経験的に理解されていると思います．ですがこれは，倫理的に考えてもやはり乱暴な手段です．本人の同意がないまま医療者側の理屈で治療を開始しても，結局「継続」にはつながらないでしょう．また，患者にとって「薬で楽になった」という体験にならないどころか，否定的な体験となってしまうと，その後の治療関係にも大きな影を落とすことになります．

また，すべての要因が患者側にあるわけではなく，医療者側の要因（患者情報の収集不足，患者の生活習慣に対する無理解，服用困難な処方・剤形の選択，事前の十分な服用意義の説明不足など）や，環境要因などもあります．すべての要因についてアセスメントしたうえで，仮に治療導入時に本人から同意が得られない場合でも，タイミングを見計らい極力患者にわかりやすい言葉で説明を繰り返す必要があるでしょう．医療者として，患者による主体的かつ自由な選択権に基づく決定を大切にし，さらに行動変容において肯定的な選択を行ってもらうことを忘れてはなりません．

アドヒアランスのアセスメント

Osterbergら[6]の身体疾患におけるアドヒアランスの研究を参考に，安西ら[7]は表1のようなノンアドヒアランスの予測因子をあげています．

ノンアドヒアランスのリスクファクターの同定は，効果的な薬物療法を行うために最も重要なポイントであり，医療者には的確なアセスメント力が求められます．薬物療法が有効であると医療者が考えていても，患者や家族がその考えに同意していない例が多いことも，念頭に置く必要があるでしょう[8]．ま

表1　ノンアドヒアランスの予測因子

①精神科的問題の存在	⑦患者の病識の欠如
②認知機能障害の存在	⑧治療提供者と患者の関係の不良さ
③無症状の疾患の治療	⑨治療や服薬に障害が存在する
④継続治療や退院計画の不十分さ	⑩予約日に受診しない
⑤服薬による副作用	⑪治療の複雑さ
⑥治療が役立つという認識の欠如	⑫薬物や他の治療の経費が高い

（安西信雄，佐藤さやか．治療アドヒアランス向上に向けての取り組みについて．臨床精神薬理 2008；11（9）：1623-1631 より）

た，患者の多くは薬を「まったくのんでいない」のではなく，量を自分で減らす，のんだりのまなかったりするなど，いわゆる「partial adherence」です．アドヒアランス評価では，服薬しているかいないかだけで評価するのではなく，患者が治療に対してどのように考えているかを知り，次の治療につなげることが重要です．

服薬状況の評価方法としては，ピルカウント，尿中測定，本人申告，などいろいろな方法がありますが，それぞれ結果に差があり，正確なデータを把握することは困難だと指摘されています．アドヒアランス研究でよく用いられる尺度▶3にDAI（drug attitude inventory）がありますが，あまり頻繁に行うとかえって状況を悪くしかねないので注意が必要です．

> ▶3 **アドヒアランス研究で用いられる尺度**
> DAIのほか，MAS，MARS，BMQ，PETiTなどがある．

アドヒアランスを高めるには：意思決定への援助

先に述べたノンアドヒアランスについてのアセスメントから，アドヒアランス改善に向けてどのように介入していくことが効果的か考えてみましょう．

アドヒアランスを高める対策として上島[9]は，①患者教育，②患者–医師関係，③家族・多職種専門職の協力，④経済面への配慮，⑤経過観察，⑥治療方式の簡素化，⑦薬剤の工夫，⑧服薬アドヒアランスの監視，をあげています．精神疾患，身体疾患にかかわらず，長く疾患・治療とつきあっていくことは，これまでの生活スタイルを変えることを余儀なくされたり，自分で自分をコントロールできない感覚にとらわれ自己効力感が大きく低下したりするなど，困難さが伴います．さらに精神科の患者においては，病識の乏しさやそれに関連した治療関係の取りづらさ，家族の理解不足なども大きく影響するため，その点を注意した介入も重要になります．

アドヒアランス向上に向けた具体的な方法としては，社会生活技能訓練（SST），服薬教室・服薬プログラム（心理教育），行動形成法（behavioral tailoring），compliance therapy，peer-to-peer（トレーニングを受けた患者による患者教育）などがあります．いずれの方法も，単一で行うより，複合的に組み合わせて実施したほうが効果の出現・持続ともにすぐれていると報告されています．ルーティーンでどの患者にも同じタイミングで同じ内容の方法を行うのではなく，相手の状態（精神症状，ADL，理解力，サポート体制，経済力など）に合わせた効果的な方法を，適切かつ柔軟に判断し，実施することがポイントとなります．

おわりに

ノンアドヒアランス患者においては再発の危険性▶4が高まり，再発した患

> ▶4 **再発の危険性**
> 統合失調症においては再発すると，脳の萎縮が進行したり，薬物が効きづらくなったり，自殺率が上昇したりするなど，さまざまな危険性が報告されている．

者は治療抵抗性が進展し，薬物療法に対する信頼感が低下するという負のスパイラルに陥ることになります．それ以外にもさまざまな弊害が報告されており，患者のベネフィット（利益）向上のため，よりいっそう患者が主体的に服薬に取り組めるような治療環境を提供していくことが医療者に期待されています．

（廣川聖子）

文献

1）Blackwell B. Patient compliance. The New England Journal of Medicine 1973；289(5)：249-252.

2）小山　司．統合失調症治療におけるアドヒアランスとは．臨床精神薬理 2008；11(4)：729-739.

3）Stanton AL. Determinations of adherence to medical regimens by hypertensive patients. Journal of Behavioral Medicine 1987；10(4)：377-394.

4）堀　成美（第12回日本エイズ学会サテライトシンポジウム実行委員会）．第12回日本エイズ学会オフィシャルサテライトシンポジウム記録 抗HIV療法とアドヒアランス―失敗しないためのポイント．日本エイズ学会誌 1999；1(1)：35-39.

5）WHO. ADHERENCE TO LONG-TERM THERAPIES: EVIDENCE FOR ACTION 2003; http://www.who.int/chp/knowledge/publications/adherence_report/en/

6）Osterberg L, Blaschke T. Adherence to medication. The New England Journal of Medicine 2005；353(5)：487-497.

7）安西信雄，佐藤さやか．治療アドヒアランス向上に向けての取り組みについて．臨床精神薬理 2008；11(9)：1623-1631.

8）尾鷲登志美，上島国利．治療遵守度と adherence．臨床精神医学 2004；増刊号：599-616.

9）上島国利．精神分裂病治療における drug compliance．神経精神薬理 1983；5：403-410.

10）岩田仲生．統合失調症の長期予後とアドヒアランス―ユーザーからみた抗精神病薬の剤形と飲み心地．臨床精神薬理 2007；10(7)：1340-1344.

11）伊豫雅臣．服薬アドヒアランスに関する「千葉県の精神科臨床医による，統合失調症の薬物療法コンセンサス」からの考察．臨床精神薬理 2007；10(7)：1327-1339.

12）渡邊衡一郎．さらなるアドヒアランスの向上に向けて我々が取り組めること．臨床精神薬理 2008；11(4)：749-759.

13）渡邊衡一郎，田　亮介．薬物療法の限界から見えてくること―薬物療法の限界という視点から治療を概観する―．臨床精神薬理 2006；9(9)：1735-1744.

4 向精神薬と脳波検査

はじめに

精神疾患の治療には，向精神薬が使われます．向精神薬が脳波をどのように変化させるかを知っておくことは重要です．外来受診の際には，すでに向精神薬を服用している場合もありますから，脳波がどのように向精神薬の影響を受けるか知っていないと，服薬のための脳波変化を病的所見と誤って判定するおそれもあります．

また脳波は，意識の変化に伴って敏感に変動することが知られており，意識状態の判断に有用なデータを提供します．特に鑑別の困難な軽い意識障害やせん妄，認知機能障害の存在の有無を調べるのに脳波検査は有用です．

本稿では，精神科臨床で経験することの多い「脳波の徐波化」（後述）に焦点をあて，症例を呈示しながら，精神科臨床における経時的脳波検査の意義について検討します．

MEMO

島薗ら[1]は，「いろいろの薬物が脳に対して作用し，脳波を変化させることが知られている．これらの薬物のうち，ことに人間の精神機能に変化を与える薬物は向精神薬とよばれ，精神疾患の治療や研究に広く使われている．向精神薬の脳波に及ぼす影響を知ることは，日常の臨床にとって重要である．今日では患者が受診の際に，すでに向精神薬を服用していることが少なくないが，この種の薬は脳波に対し，いろいろの影響を及ぼすことが多いので，これに関する知識がないと，服薬のための脳波変化を誤って病的所見と判定する恐れがある」と述べている．

脳波検査とは

人間の精神活動（こころ）は，大脳皮質およびそれにつながる神経細胞の複雑精巧な働きによってつくり出されています．脳波検査は，主に大脳皮質の電気活動を脳波計によって記録し脳の機能をみています．

脳波の種類

脳波はα（アルファ）波，β（ベータ）波，θ（シータ）波，δ（デルタ）波の4つに分けられます．α波より周波数の低い波を徐波，高い波を速波といいます．

β波：13Hz以上．はっきりと目覚めている状態です．精神活動，不安，緊張時に出現します．速波ともいいます（図1の④，⑤）．

α波：8～13Hz未満．ぼんやり目覚めている状態です．健康な成人の安静，閉眼覚醒時に後頭部に出現します（図1の③）．

θ波：4～8Hz未満．うとうとしている状態です．睡眠時以外に出ると，中等度の異常波とみなされます．δ波とともに徐波といわれ，病的には深部の脳腫瘍，脳外傷などでみられます．軽度の意識障害にも出ます（図1の②）．

δ波：4Hz未満．深い睡眠状態．睡眠時に生じる高振幅徐波．睡眠時でないときの出現は重度の異常波とみなされます．脳腫瘍，脳外傷，脳炎，意識障害などでみられます（図1の①）．

脳波の「徐波化」とは

脳波の基礎波にθ波とδ波が増加している状態を，脳波の「徐波化」とよんでいます．脳波の「徐波化」に対応して脳が機能低下すると，あらゆる程度の意識障害，記憶障害が起こり，運動機能，感覚機能，高度な統合作用，創造力など中枢神経の働きが悪くなります．その結果，ADL（日常生活活動），QOL（生活の質）が低下します．向精神薬の影響で脳波の「徐波化」がみられることがあります．このことを認識していないと，薬の副作用を誤解して，病的症状とみてしまうことが起こりえます．

［事例1］38歳の女性，適応障害，高血圧症

2年前に夫と別居後，いらいらして子供に暴力を振るうようになりました．このため自らA病院（精神科）を受診し通院治療をしていましたが，主治医とトラブルを起こし通院9か月で治療を中断しています．今年3月，夫と協議離婚が成立．翌月よりBクリニック（精神科）を受診し通院治療を再開しました．

その2か月後，ふらつきが著明となり，家事，子供の世話も困難となりました．近所の人から「子供が夜遅くまで遊んでいる」と児童相談所に通報があり，福祉事務所のケースワーカーが訪問したところ，乱雑な室内に本人が倒れていたため，筆者が属するいずみ病院（以下，当院）を初診し，入院となっています．主訴は「ふらふらして歩きづらい，治るのかどうか不安，治らないな

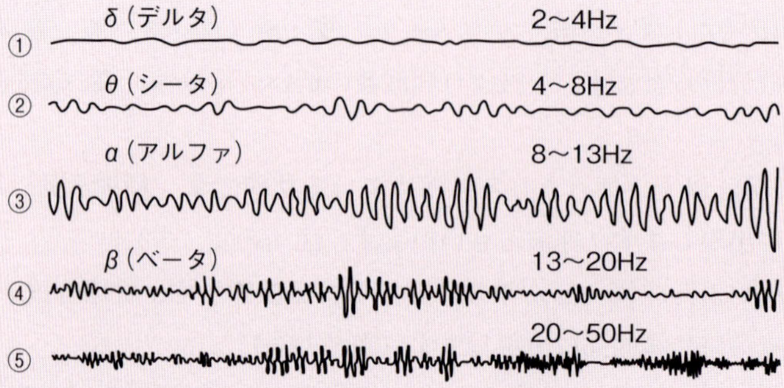

図1 脳波の種類（国際脳波学会明記委員会による分類）

ら死んでしまいたい，声が聞こえる」などでした．

臨床症状としては，めまい，ふらつき，歩行困難，ふるえ，しびれ，失神，物忘れ，抑うつ気分，不眠，不安，動悸，食欲低下，希死念慮，幻聴などさまざまな症状がみられました．

Bクリニックでは，12種類の向精神薬と2種類の内科薬が処方されていましたが，薬の影響を予測し6種類の向精神薬を入院時減薬しました．翌日歩行はだいぶよくなり，血圧も低いため降圧薬も中止しました．

入院4日目，「眠気が強く，ボーとしている」とぼんやりした小声で話し，依然として薬の影響が考えられたため，脳波検査を施行しました．脳波所見（図2のA）はδ波を多量に含み，徐波化が著しい中等度異常脳波で，徐波化は薬の影響が強く疑われました．他の臨床検査や画像検査は正常でした．

入院5日目，さらに2種類の向精神薬を減薬したところ，翌日より歩行は改善し，自然な笑顔もみられるようになりました．入院10日目には，抗うつ薬を中止しました．入院13日目，入院時の症状はほぼ消失し，退院を希望しています．前回の脳波検査から9日目となるこの日，経過観察のため脳波を再検査しました（図2のB）．検査時，入院4日目（9日前）の検査のことを話題にしましたが，覚えていませんでした．脳波は正常となり，入院16日目で退院となりました．

本事例からの学び

本事例は薬の過量投与によって，意識障害，歩行障害をはじめ，さまざまな副作用を呈していたと考えられます．入院当初の脳波はδ波を多量に含み徐波化（脳機能低下）していましたが，減薬後に調べた脳波では正常になっています．

本事例の患者は，原因不明の歩行障害に苦しみ，「このままだったら死んでしまいたい」と二次的に抑うつ状態になっていました．減薬後に症状が消失した結果をみると，薬の副作用によって引き起こされた症状であったことがわかります．脳波の所見もこのことを裏づけています．

本事例が示唆しているように，脳器質性疾患の除外を含めて，意識レベルの性質を調べるためには経時的脳波検査は不可欠です．

[事例2] 79歳の女性，単身，うつ病，高血圧症，痛風，高コレステロール血症

看護学校を卒業後，看護師として22～60歳まで仕事をまっとうし，何ごともなく人生を送ってきました．入院1年前，痛風，高血圧，高コレステロール血症，不眠で内科を受診．治療を始めましたが，徐々に歩行困難，食欲不振，抑うつ気分，焦燥感が出現し，単身生活が困難になりました．

精神科クリニックを紹介され，老年性うつ病という診断で抗うつ薬と4種類の抗不安薬および睡眠誘導薬が処方されています．服薬しはじめて，症状が増

[1] α ブロッキング (alpha blocking)：α-attenuation

覚醒時の脳波記録中に開眼させる（視覚刺激を与える）ことによって，α律動（基礎律動）が抑制される現象．開閉眼による脳波の反応をみて，反応がない場合は意識障害の可能性がある．軽い意識障害，記憶障害の一つの指標になることがある．

悪しました．このため当院を紹介され，初診で入院となりました．その際，脱力が強く「からだがだるくて，死にたいと思わないけどつらい…」ときつそうでした．

入院時脳波検査を施行したところ（図3のA），全般的にθ波を含み，ときおり前頭部にδ波が出現する中等度異常波を示していました．薬の影響を考え，ベンゾジアゼピン系の抗不安薬を中止したところ活動性が向上し，歩行の状態も改善しました．3か月後，経過をみるため脳波検査をした結果（図3のB），脳波は正常化していました．

3か月前の本人とは別人のようにいきいきと明るく会話し，ふらつきもな

	A. 徐波化した脳波（入院4日目）	B. 減薬後正常化した脳波（入院13日目）
脳波	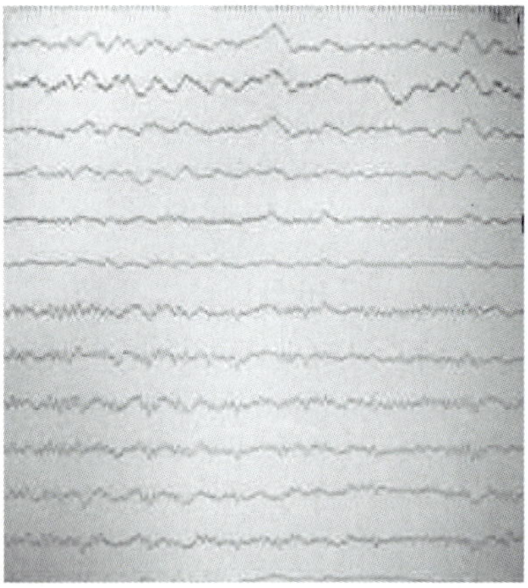	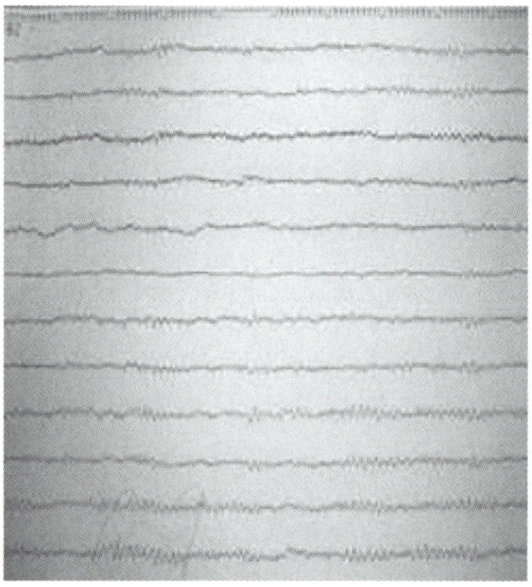
臨床症状	歩行障害（ふらつき著明）.「頭の中が“ぽあんぽあん”した感じ」とぼんやりとした小声で話す．眠気が強い	表情はよく元気に会話．多少ふらつきはあるが，平衡感覚は改善
脳波所見	δ波を多量に含み，徐波化が著明．左右差，突発波はみられない α-attenuation[1]（−） 判定：中等度異常脳波	中等度8〜9Hzのα波が中心．後頭部優位に出現．左右差，突発波はみられない α-attenuation（＋） 判定：正常脳波
処方箋	〔①朝・昼・夕食後〕 ・フルボキサミンマレイン酸塩（ルボックス®）50mg × 3T ・バルプロ酸ナトリウム（バレリン®）200mg × 3T ・スルピリド（ドグマチール®）100mg × 3T ・ブロマゼパム（レキソタン®）2mg × 3T 〔②就寝前〕 ・トリアゾラム（ハルシオン®）0.25mg × 1T ・ニトラゼパム（ベンザリン®）5mg × 1T ・ピコスルファートナトリウム（ラキソベロン®）2.5mg × 2T 〔③朝食後〕 ・アムロジピンベシル酸塩（アムロジン®）5mg × 1T	〔①朝・昼・夕食後〕 ・バレリン®200mg × 3T ・レキソタン®2mg × 3T 〔②就寝前〕 ・ハルシオン®0.25mg × 1T ・ベンザリン®5mg × 1T ・ラキソベロン®2.5mg × 2T

図2 ［事例1］の脳波

く，しっかりと歩行していました．3か月前の脳波検査のことはまったく覚えておらず，脳波の徐波化の所見から軽度の意識障害の状態にあった可能性を示唆していました．

本事例からの学び

本事例の患者が内科通院中に服用していた薬の5種類のうち4種類の向精神薬には，副作用として不安，食欲不振，倦怠感，焦燥感があります．これは，事例の臨床症状と一致しています．多剤のため因果関係は明らかではあり

	A．入院時の徐波化した脳波	B．3か月後の正常脳波
脳波	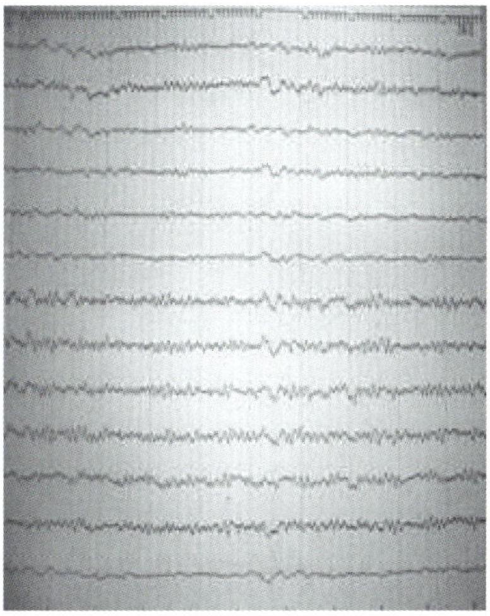	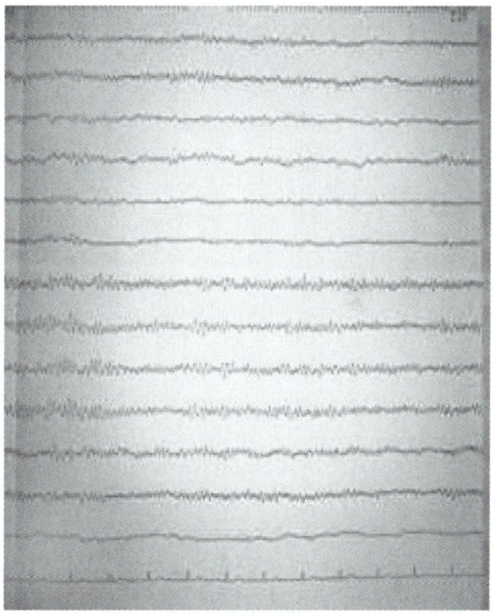
臨床症状	抑うつ的な表情，食欲低下．抑制された不自然な歩行，言動，眠気，日中のだるさあり	とても表情豊かに会話する．前回とは別人のように明るく生き生きしている．前回あった日中のだるさ，眠気，食欲低下はまったくなくなっている
脳波所見	連続性の悪い8Hz前後のα波をベースに5，6Hzのθ波が混入．前頭部に5，6Hzのθ波にときおりδ波が混入する α-attenuation（－） 判定：中等度異常脳波	9～12Hzのα波が出現．これをベースに低振幅の15～20Hzのβ波が重畳 α-attenuation（＋） 判定：正常脳波
処方箋	〔①朝・夕食後〕 ・フルボキサミンマレイン酸塩（ルボックス®）25mg × 2T ・ロラゼパム（ワイパックス®）1mg × 2T 〔②就寝前〕 ・ブロチゾラム（グッドミン®）0.25mg × 1T ・ニトラゼパム（ベンザリン®）5mg × 1T ・パロキセチン塩酸塩水和物（パキシル®）10mg × 1T 〔③朝食後〕 ・アムロジピンベジル酸塩（アムロジン®）10mg × 1T	〔②就寝前〕 ・グットミン®0.25mg × 1T ・ベンザリン®5mg × 1T ・パキシル®20mg × 2T ・センノシド（センナル®）× 1T 〔③朝食後〕 ・アムロジン®10mg × 1T

図3　［事例2］の脳波

ませんが，減薬後に症状は軽快し主訴が改善した経過からすると，症状の大半が副作用であった可能性が考えられます．

薬物療法の効果よりも副作用が強く出た事例と考えられますが，最初の内科を受診して以来，気づかれないまま1年以上経っていました．入院時の脳波検査で，薬の影響であることを鑑別し，減薬によって本来の身体機能と脳機能を回復させることができました．脳波検査を施行していなければ，本事例は，薬による脳の機能低下に気づかれず，苦痛が続いたかもしれません．

おわりに

報告した2つの事例は，精神科クリニックで治療を受けた結果，入院せざるをえないほど薬による副作用が起こった事例です．クリニックでは，設備上の問題もあり，必要な検査もできずに薬物療法が開始されることが少なからずあります．

その結果，薬剤性心電図異常（QTc延長症候群など），薬剤性脳症（薬剤性認知症など），内臓機能障害（代謝障害など）など，ありとあらゆる有害事象を起こす可能性があります．しかし，それは自覚症状として本人に気づかれにくく，医療者にとっても，精神症状か向精神薬の副作用によるものか判断が難しい場合があります．

客観化しにくい精神症状を対象としているからこそ，その症状が身体疾患に起因するのか精神症状なのかを見極めることは重要です．

（福嶺牧子）

◆ 文献

1）島薗安雄ほか．薬物と脳波，新脳波入門．南山堂；1972．p.339.
2）時実利彦ほか．意識と脳波，新脳波入門．南山堂；1972．p.181.
3）葛原茂樹．薬剤性認知症．日本医事新報　No.4319（2007年2月3日），p.108.

2章

看護師からみる薬物療法

1 セルフケア・アセスメントと薬物療法

精神科病棟に入院している患者で薬物療法の対象にならないのは，ごく一部であり，特に統合失調症の急性期において治療の中心となっています．そのため，看護師は患者の日常生活援助をとおして，薬物療法の効果や副作用を観察しています．

本稿では，精神科の患者のケアを展開するために用いられているオレム・アンダーウッドのセルフケア理論のもとに[1]，薬物療法が統合失調症の患者のセルフケアに及ぼす影響について考えてみたいと思います．

セルフケア理論では，「人がある状態のときに健康であるために必要とされること」を示す治療的セルフケアデマンドと，「セルフケアを遂行するための包括的能力」であるセルフケアエージェンシーの差を「セルフケア不足」とし，セルフケア不足が生じた場合に看護ケアが必要になると考えられています．

以下に，薬物療法が治療的セルフケアデマンドを増やす，あるいはセルフケアエージェンシーを低下させることによって生じるセルフケア不足について，6つの普遍的セルフケア要素（あらゆる人が健康に生きていくために必要な要件）ごとに述べていきます（図1）．

このような整理は，薬物療法を理解し，看護援助を行うために意義があると考えています[2]．

空気・水・食物

嚥下障害，誤嚥性肺炎，窒息

抗精神病薬による錐体外路症状は嚥下障害を引き起こすことがあり，「飲み込みにくい」という訴えを聞くことがあります．またそのような訴えはなくても，食事中にむせ込んだり，食事に長時間かかっていたり，食事量が低下したりしている場合にも，副作用としての嚥下障害が生じている可能性があります．嚥下障害は，窒息や誤嚥性肺炎を引き起こす要因です．一般的には高齢の患者には，よりいっそうの注意が必要ですが，過量の抗精神病薬が投与されている場合には，年齢にかかわらず注意が必要です．特に身体拘束をしている場合などは，これらのリスクが高いため，覚醒状態を確認してから食べてもら

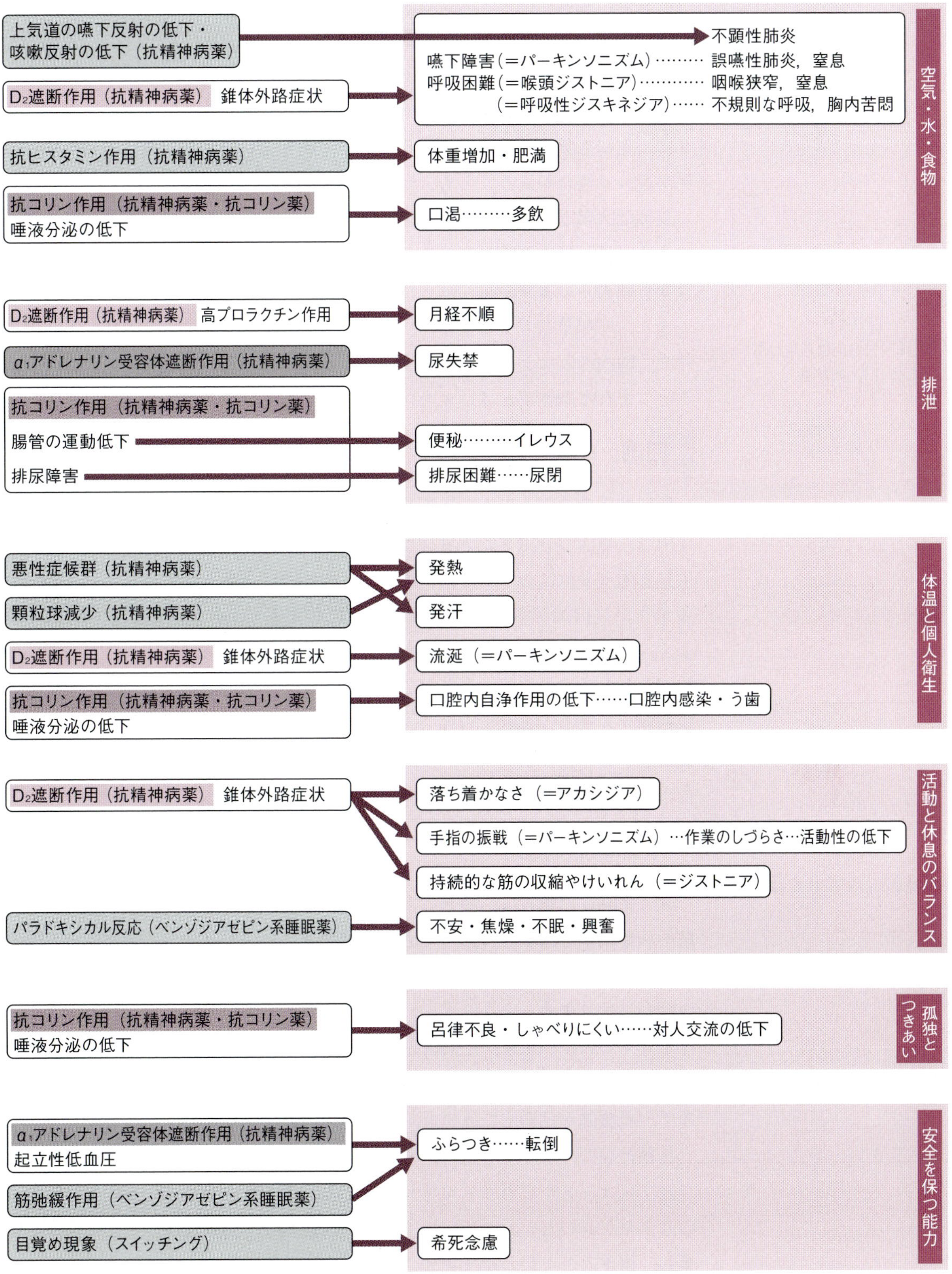
上気道の嚥下反射の低下・
咳嗽反射の低下（抗精神病薬）
D_2遮断作用（抗精神病薬） 錐体外路症状
抗ヒスタミン作用（抗精神病薬）
抗コリン作用（抗精神病薬・抗コリン薬）
唾液分泌の低下
不顕性肺炎
嚥下障害（＝パーキンソニズム）……… 誤嚥性肺炎，窒息
呼吸困難（＝喉頭ジストニア）………… 咽喉狭窄，窒息
（＝呼吸性ジスキネジア）…… 不規則な呼吸，胸内苦悶
体重増加・肥満
口渇………多飲
空気・水・食物
D_2遮断作用（抗精神病薬） 高プロラクチン作用
α₁アドレナリン受容体遮断作用（抗精神病薬）
抗コリン作用（抗精神病薬・抗コリン薬）
腸管の運動低下
排尿障害
月経不順
尿失禁
便秘………イレウス
排尿困難……尿閉
排泄
悪性症候群（抗精神病薬）
顆粒球減少（抗精神病薬）
D_2遮断作用（抗精神病薬） 錐体外路症状
抗コリン作用（抗精神病薬・抗コリン薬）
唾液分泌の低下
発熱
発汗
流涎（＝パーキンソニズム）
口腔内自浄作用の低下……口腔内感染・う歯
体温と個人衛生
D_2遮断作用（抗精神病薬） 錐体外路症状
パラドキシカル反応（ベンゾジアゼピン系睡眠薬）
落ち着かなさ（＝アカシジア）
手指の振戦（＝パーキンソニズム）…作業のしづらさ…活動性の低下
持続的な筋の収縮やけいれん（＝ジストニア）
不安・焦燥・不眠・興奮
活動と休息のバランス
抗コリン作用（抗精神病薬・抗コリン薬）
唾液分泌の低下
呂律不良・しゃべりにくい……対人交流の低下
孤独とつきあい
α₁アドレナリン受容体遮断作用（抗精神病薬）
起立性低血圧
筋弛緩作用（ベンゾジアゼピン系睡眠薬）
目覚め現象（スイッチング）
ふらつき……転倒
希死念慮
安全を保つ能力

図1 薬物療法とセルフケア：副作用のセルフケアへの影響

う，食事の際の体位を工夫する，口腔内を清潔に保つなどのケアが必要です．

また，抗精神病薬は上気道における嚥下・咳反射を低下させます．そのため患者は，むせ込みがみられないのに誤嚥性肺炎を起こしている（不顕性肺炎）こともあるので，むせ込みの観察だけでは誤嚥性肺炎を予防することができません．他にも咳嗽反射が低下するために，咳を症状として診断される疾患の発見が遅れる場合があることも，覚えておく必要があります．

長期間入院している統合失調症患者のなかには，「早食い」が目立つ患者がいます．嚥下障害が生じているうえに早食いをすることで，窒息のリスクが高くなる患者もいます．

また，呼吸筋にジスキネジア＊1が起こった場合には，呼吸困難，不規則な呼吸，胸内苦悶などの症状を呈することがあるといわれています．軽症を含めると，まれな副作用とはいえないとも指摘されています[3)]．

＊1　**ページガイド**
1章「2．主な向精神薬と副作用」（p.11）を参照．

口渇，多飲

抗精神病薬の副作用をとめる目的で使用される抗パーキンソン薬の抗コリン作用は，唾液の分泌を低下させます．これによって，口渇という不快な症状が生じます．多飲は必ずしも抗精神病薬との関連が実証されていないともいわれます[4)]が，口渇が多飲や水中毒を引き起こすきっかけになるともいわれています．多飲は低ナトリウム血症を引き起こし，意識障害やけいれん，横紋筋融解症などの重篤な症状を引き起こします．また，過度の喫煙もニコチンによる抗利尿ホルモン（antidiuretic hormone：ADH）の分泌促進から低ナトリウム血症を引き起こしますので，多飲傾向のある患者の喫煙本数が急激に増えた場合にも，注意が必要です[5)]．

体重増加・肥満

統合失調症の患者は，糖分の多い飲み物を多飲していたり，症状あるいは抗精神病薬による過鎮静によって活動性が低下していたりすることに加え，服用している抗精神病薬の抗ヒスタミン作用によって，体重増加や肥満になりやすい傾向にあります．また，ドーパミンやセロトニンの遮断によっても肥満になると考えられています．肥満はさまざまな障害を引き起こしますが，統合失調症の患者は自分自身で食事や運動によって肥満を予防することが難しい場合が多く，看護師が定期的に体重測定を行い，経過をみていくことが必要です．

抗精神病薬のなかでも特に，オランザピンやクロザピンなどの非定型薬，クロルプロマジンやレボメプロマジンなどの定型薬を使用している患者は，肥満のリスクが高いといわれていますので，飲食行動や活動性についての情報を収集し，体重などと合わせてアセスメントすることが重要となります．これは脂質代謝異常症についても同様です．

一方，体重の減少にも注意が必要です．長期入院の統合失調症患者のなかには，「痩せ」が目立つ患者がいます．痩せは感染症や褥瘡を起こすリスクになります．痩せと抗精神病薬の関係は今のところ解明されていませんが，抗精神病薬による副作用全般の「複合的な結果として痩せが起こっているのではないか」という指摘[6]もあります．長期間にわたり抗精神病薬を服用している患者は特に，肥満だけでなく，痩せにも注意する必要があります．

排泄

便秘，イレウス

抗精神病薬の抗コリン作用は腸管の運動機能を低下させるため，抗精神病薬を服用している患者の多くは便秘傾向にあり，麻痺性イレウスを起こすリスクがあります．加えて，入院などのストレスで副交感神経が抑制されること，症状あるいは過鎮静によって活動性が低下することも便秘傾向を強くします．麻痺性イレウスを予防，早期発見するため，特に入院中の患者に対しては毎日排便の有無を確認します．しかし，患者によっては少量しか排便がなくても「便があった」としたり，実際はあまり覚えていなくても「あった」としてしまうことも多いので，便秘の危険性について説明をしたり，精神症状と合わせて排便の確認方法を検討して視診や触診，聴診を行ったりすることが必要になります．また，抗精神病薬には制吐作用があり，麻痺性イレウスの症状である嘔気や嘔吐を抑制することがあります．

便秘を改善するために，多くの患者が下剤を使用していますが，下剤を長期にわたって使い続けることは，さらに便秘傾向を強めることも指摘されています[7]．自分自身で食事を調整したり，活動性を上げたりする行動が難しい患者に対しても，下剤だけに頼らない方法を工夫する必要があります．

排尿困難，尿閉

また，抗精神病薬の抗コリン作用は排尿困難や尿閉などをきたすことがありますので，排尿困難の有無や排尿の回数についても確認を要します．

抗精神病薬の副作用止めとして抗コリン薬が併用されている場合には，さらにリスクが高くなります．

尿失禁

抗精神病薬によって生じる尿失禁には，α_1アドレナリン受容体遮断作用による尿道括約筋の緊張の弱まりで起こる失禁，抗コリン作用による排尿困難を前提にした溢流性尿失禁▸1，口渇による就寝前の飲水量の増加に鎮静作用が重

▸1 **溢流性尿失禁**
前提として排尿障害があり，多量の残尿が膀胱に充満した結果，尿が尿道抵抗に打ち勝って膀胱から溢れだしてくるようなタイプの失禁．

▶2 **遺尿**
覚醒時には正常に機能していて，睡眠時にのみ機能障害を認める．

なって起こる遺尿▶2など，いくつかの種類があるといわれていますが，その機序はまだはっきりとしていません[8]．

高齢の女性や腹圧性尿失禁の既往はリスクファクターと考えられています．尿失禁が自尊心の低下をまねくことはいうまでもありません．リスクファクターに関する情報を集め，就寝前の飲水を減らすよう指導するなどの対応が必要です．

月経不順，その他

抗精神病薬による高プロラクチン血症は，女性の場合は月経不順，男性の場合は性欲の減退や勃起障害，女性化乳房として現れることがあります．また，男性にも女性にも乳汁分泌がみられます．これらの症状はなかなか相談しにくいこともあり，誰にも相談できないままに拒薬に至ることもあります．これらの副作用は，薬の変更により改善する例が多く報告されています[9]ので，医療者からの適切な情報提供や症状の有無の確認，同性の看護師が対応するなどの工夫が必要です．

体温と個人衛生

発熱

顆粒球減少症や悪性症候群といった副作用は，錐体外路症状などと比較すると頻度は高くありませんが重篤な副作用で，発熱の症状を伴います．これらはバイタルサインを測定することで発見できることはいうまでもありません．

▶3 **悪性症候群**
悪性症候群の三徴候は，「筋固縮」「高熱」「自律神経症状（高血圧，頻脈など）」である．重度の症状では，発熱，筋強剛，クレアチンホスホキナーゼ（CPK）上昇などがみられ，軽度の症状では頻脈，血圧上昇，発汗などがみられる．
必ずしも高熱ではなくても，発熱が続く，皮膚の湿潤がみられるなどの場合は，「悪性症候群かもしれない」と考え，頸部の硬直や尿の色（赤褐色）を観察すること．
これらのことを合わせて，医師に報告することが，悪性症候群の早期発見，早期治療につながる．

悪性症候群▶3は抗精神病薬による治療を開始したあと，あるいは，増量したあと１週間以内の早期に出現しやすいといわれており，急性興奮，若年男性，身体疲労，身体拘束などが危険因子と考えられています[10]．また，脱水も危険因子の一つといわれているため，入院前にほとんど食事を摂っておらず，そのまま入院し，脱水状態が疑われる患者に過量の抗精神病薬を投与する場合は，特に留意が必要です（「空気・水・食物」とも関連）．

口腔内の汚染

抗精神病薬によって唾液の分泌が低下すると，自浄作用がなくなり口腔内が不潔になる傾向にあります．統合失調症の患者は，その症状から清潔面のセルフケアが低下しがちなため，看護師は口腔ケアにも気を配る必要があります．

流涎

また，抗精神病薬の副作用であるパーキンソニズムによって，流涎がみられる患者もいます．これは個人衛生の側面だけでなく，自尊心を低下させたり，対人交流を減少させたりすることにもつながります．

活動と休息

興奮，自閉といった精神症状は活動と休息のバランスを悪化させますので，このバランスを保つために向精神薬は重要な役割を果たします．しかし，向精神薬の作用によっては，患者にとって必要な休息がとれるだけでなく，過量投与によって活動性が低下し，さらに活動と休息のバランスを悪化させることにもなります．そのため，過鎮静，睡眠など活動と休息のバランスを観察することによって，薬の効果をみることは，看護師の大切な役割の一つです．

昼間でもベッド上でほとんど臥床している患者や眠気の強い患者，倦怠感を訴える患者に対しては，まだ休息が必要な時期であるのか，副作用としての過鎮静なのかをアセスメントする必要があります．

落ち着かなさ，手指の振戦

何となく落ち着かず休息がとれていない患者は，精神症状だけでなくアカシジア＊2を呈していることも考えられます．その他にも，患者の歩行状況や作業中の手指の振戦などの活動性をみることで，パーキンソニズムを発見することがあります．

＊2　ページガイド
1章「2. 主な向精神薬と副作用」（p.11）を参照.

不安・焦燥・不眠・興奮

統合失調症の患者の多くは，睡眠障害があるために睡眠薬を使用しています．しかしベンゾジアゼピン系の薬が，不安・焦燥を強め，不眠・興奮を引き起こす（逆説反応）ことがあります[11]．

睡眠状態を観察していると，舌根沈下の患者を発見することもあります．これはベンゾジアゼピン系の薬の筋弛緩作用による影響であるとも考えられます．統合失調症の患者は，前述のように肥満傾向もあり，睡眠時無呼吸症候群のリスクも考えられます．このような状況が観察された場合には，早急に医師へ報告する必要があります（「空気・水・食物」とも関連）．

孤独とつきあい

対人交流の低下

統合失調症の患者の多くは，対人関係に問題をもっています．陽性症状は抗精神病薬によって改善されます．そのため，幻聴や妄想などによって生じていた対人関係の問題は，抗精神病薬による治療が開始されれば解消に向かいます．薬の効果は，看護師が他の患者との交流を観察したり，看護師自身が接してみたときの意思の疎通性や対話の雰囲気などの変化をみたりすることで，判断できます．

呂律不良・しゃべりにくい

患者のなかには，抗精神病薬の過量投与による倦怠感や億劫さから人とのつきあいを避ける，唾液分泌の低下に伴い発音しにくくなる（患者にとってはしゃべりにくい）などのために「うまく話せないから人と話すのが恥ずかしい」といったことから引きこもりがちとなり，孤独とつきあいのバランスが崩れることもあります．

外見への影響

抗精神病薬の副作用は，肥満，流涎，ジストニアなど，患者の外見に影響を及ぼすものが少なくありません．患者が自分で向精神薬をのみ続けるよう支援するためには，これらの副作用をできるだけ少なくし，患者が服薬によって自尊心を傷つけられることのないよう配慮が必要です．

安全を保つ能力

希死念慮

非定型抗精神病薬への切り替えに伴い，認知機能が改善し，病的体験が消退・減少することで正しい状況認識が可能になった（目覚め現象）結果として，社会性の向上がみられる場合だけでなく，自己の置かれた現実に直面し当惑する，絶望感を抱き，自殺念慮や自殺企図が生じることがあります[12]．また，SSRI▸4の服用開始とともにいらいら感や不安，焦燥などが出現し，自殺念慮や自殺企図が起こることもあります．これらの作用機序の詳細はまだ解明されていません[13]が，非定型抗精神病薬への切り替えが行われた患者や，SSRIの内服が開始された患者に対しては，衝動的な自殺に注意することが必要です．

> ! ▸4 SSRI
> selective serotonin reuptake inhibitor の略．選択的セロトニン再取り込み阻害薬と訳され，うつ病，うつ症状の改善に用いられる．

ふらつき，転倒

抗精神病薬による小刻み歩行や前方突進などのパーキンソニズム，起立性低血圧やそれに伴う立ちくらみがみられる，あるいは，筋弛緩作用のあるベンゾジアゼピン系の睡眠薬を服用している患者は，転倒のリスクが高い状態にあります．立ち上がり方や歩行開始の注意点を説明したり，履物や病室の物理的環境を整えたりするなど，転倒予防や転倒しても大事に至らない工夫が求められます．

(岡本典子，吉浜文洋)

文献

1) 南　裕子，稲岡文昭，監．セルフケア概念と看護実践―Dr. P. R. Underwoodの視点から．へるす出版；1987.
2) 吉浜文洋．知っておくべき抗精神病薬の副作用 看護師はこんなに困っていた．石郷岡純，総編．チームで変える！ 第二世代抗精神病薬による統合失調症治療．中山書店；2006．p.62-65.
3) 長嶺敬彦．抗精神病薬の「身体副作用」がわかる．医学書院；2006．p.109.
4) 長嶺敬彦．予測して防ぐ　抗精神病薬の「身体副作用」．医学書院；2009．p.103.
5) 吉浜文洋．副作用と看護－セルフケアの視点．日本精神科看護技術協会，監．実戦 精神科看護テキスト第13巻 精神科薬物療法看護．精神看護出版；2007．p.101.
6) 前掲3)，p.69-70.
7) 前掲3)，p.48-49.
8) 宮田量治．泌尿器系副作用，麻痺性イレウス．三浦貞則，監．改訂新版2001精神治療薬大系（下）．星和書店；2001．p.212-216.
9) 前掲7)，p.107.
10) 厚生労働科学研究費補助金　地域医療基盤開発推進事業．精神疾患を有する人の地域生活を支えるエビデンスに基づいた看護ガイドラインの開発．平成20年度総括研究報告書．
11) 前掲5)，p.104.
12) 中島振一郎，渡邉衡一郎．服薬初期に起こる副作用．坂田三允，総編．精神看護エクスペール18　精神科薬物療法と看護．中山書店；2006．p.125.
13) 前掲12)，p.90-91.

2 嗜好品と薬物療法

食品やサプリメントによっては，向精神薬と一緒に摂るときに注意が必要なものがあります．本稿では，生活の質を維持しながら薬物療法を継続するにはどうすればよいか考えてみたいと思います．

アルコール

アルコールは，なじみが深く身近であるがゆえに，最も注意が必要な嗜好品ともいえます．また，向精神薬と同様に中枢神経抑制作用をもち，薬の作用を増強させてしまいます．

抗うつ薬，抗精神病薬，抗てんかん薬，催眠薬，抗不安薬などは，アルコールと併用することで，その作用に影響が出ることがあります．特に有名なものに，抗うつ薬やベンゾジアゼピン化合物を，アルコールと併用すると，GABA（γ-アミノ酪酸）[1] と GABA 受容体との結合促進により，血中濃度の上昇がみられることが報告されています．血中濃度の上昇に伴い，健忘症状が認められることがあります．

その他の向精神薬においても，運動協調性の低下，中枢神経抑制作用の増強，催眠作用の増強，短期記憶の低下，呼吸抑制が生じる可能性はあり，注意が必要です．向精神薬服用時は，原則アルコールは中止すべきだと考えます．ただ，日本の文化のなかでは，アルコールは生活になじんだ飲み物であり，完全にアルコールを断つことは難しいのが現実です．

患者の置かれている社会的状況や症状，使用薬を考慮したうえで，どの程度の飲酒なら許容範囲かを検討していくほうが，薬物療法を受けている患者の服薬継続につながると思います．

グレープフルーツジュース

グレープフルーツジュースは，薬と相互作用を引き起こす代表的な一般飲料です．通常，薬は腸管から吸収され，肝臓を通過します．その過程で，多くの薬は，肝薬物代謝酵素（CYP3A4）[2] により，代謝されることになります．また，CYP3A4 は腸管にも少量存在し，代謝を助けます．しかし，グレープフ

! [1] GABA
主に抑制性の神経伝達物質として機能している物質．主に海馬，小脳，脊髄などに存在し，神経伝達物質として用いられている．

! [2] CYP
cytochrome pigment 450 の略．
主に肝臓に存在し，肝以外では腎，肺，消化管など，多くの臓器に少量ながら存在する（詳細は 1 章「1．向精神薬とは：発見から現在の問題点まで」〈p.2〉を参照）．

ルーツジュースに含まれるフラノクマリンは，CYP3A4の小腸での活性を阻害するため，薬の吸収量が増加し，血中濃度が上昇することにより作用が増強する可能性があります．

CYP3A4により代謝される薬は，基本的にグレープフルーツジュースにも影響を受ける薬ということになります．ピモジド（オーラップ®）やカルバマゼピン（テグレトール®）などは，グレープフルーツジュースによる血中濃度上昇が報告されています．また，グレープフルーツジュースの影響は数日間続くといわれています．服薬の間隔をあけても，影響を避けることが難しいと考えられます．

ジュース以外でもグレープフルーツには，皮や果肉にもフラノクマリンが含まれており，加工品などでもその安全性には，はっきりとしない部分があり注意が必要となります．しかし，同じかんきつ類のバレンシアオレンジ，カボス，レモン，温州みかんには，フラノクマリンはほとんど存在しません．ただしスィーティや文旦，八朔，サワーオレンジにはフラノクマリンが含まれています．グレープフルーツジュースを飲みたい患者がいた場合，他のかんきつ類や果物のジュースへの切り替えを一緒に検討することが必要です．

ソフトドリンク

精神科病院では，コーラなどのソフトドリンクを飲用している患者が目立ちます．病棟に自動販売機が設置されている場合もあり，購入が容易になっていることも影響しています．

通常ソフトドリンクには，多くの糖分が含まれていることが知られています．向精神薬の副作用としての抗コリン作用により口渇が生じ，そこで糖質を多く含むソフトドリンクを一気に飲み干すと，血中糖分の急激な上昇をまねきます．血中の糖分の上昇は口渇を増強し，またソフトドリンクを飲む悪循環もまねきます．結果，高血糖により糖分の代謝が間に合わずに，ケトアシドーシスを生じてしまいます．

ただ，患者が糖質を多く含むソフトドリンクを好むのは，何も口渇だけが原因ではありません．患者が甘い物を好む背景には，入院という閉鎖環境が影響している可能性もあります[1)]．筆者も，それまで間食，特に甘い物を摂っていなかった患者が，入院を契機に間食を始め，開放度の向上とともに間食が減っていった臨床での経験があります．閉鎖的環境によるストレスが，甘味のある食物への欲求を強めている可能性があると思います．

ソフトドリンクの摂り過ぎには注意が必要ですが，患者が自分で飲食物を選択できる環境の提供，行動制限の緩和によりストレスを軽減させることなどでも，ソフトドリンクの多量摂取は回避できるのではないかと考えています．

たばこ

近年，病院では敷地内禁煙が常識となりつつあります．精神科病院も例外ではなく，禁煙が進んでいます．しかし，まだ喫煙ができる病院が多いことや，退院後の喫煙を考えると，喫煙と向精神薬との相互作用も無視することはできません．

喫煙により，種々の粒子やガス，またニコチンなどが生じ，これらが肝薬物代謝酵素を誘導します．主に，CYP1A2が誘導されますが，この誘導された酵素により薬の代謝が促進され，血中濃度は低下することになります．影響を受ける主な薬には，フェニトイン（アレビアチン®），フェノバルビタール（フェノバール®）などの抗てんかん薬や，抗うつ薬のイミプラミン（トフラニール®）などがあります．これらの向精神薬は，喫煙により作用が減弱されます．

カフェイン

カフェインはアルカロイドの一種で，コーヒー類に含まれることからこの名があります．コーヒーに含まれるもの以外に，紅茶・緑茶・ウーロン茶，コーラなどの炭酸系飲料，チョコレート，ガム，ココア，栄養ドリンク剤，さらには家庭用医療薬として一般的な頭痛薬，総合感冒薬などにもカフェインが含まれています．また，カフェインは，安息香酸ナトリウムカフェイン剤などとして，強心・中枢神経刺激作用を目的に使われることがあります．

手軽に摂取できるカフェインですが，肝薬物代謝酵素としてのCYP1A2を阻害することで薬の代謝を減退させます．カフェインと同様にCYP1A2を阻害する代表的な薬に，マレイン酸塩フルボキサミン（デプロメール®）やオランザピン（ジプレキサ®）があります．カフェインとこれらの薬を併用することで，作用が増強されることがあります．

このようにカフェインを含む飲食物は，抗うつ薬や抗精神病薬との同時摂取で薬の作用を強める可能性がありますが，患者には人気があることも事実です．これらを制限することが難しい場合には，カフェインの含有量を通常のものより抑えた代替品を選択するとよいと思います．病院内の自動販売機の利用や院内売店，外部への買物時などには，患者と話し合い，カフェインを含む飲食物の購入は好ましくないことへの理解を得ておく必要があるかと思います．

健康食品と相互作用

多くの健康食品が手に入る時代です．健康食品と，向精神薬との相互作用について考えてみたいと思います.

基本的に患者は，健康になりたいと考えていますし，家族も同じ思いだと思います. 以前アルコール依存症の看護に携わっていたときのことですが，断酒後体調不良を感じ元気のない患者に，薬用酒を勧めた家族がいました. その結果，連続飲酒状態となり，再入院となりました. この患者のケースでも，健康を意識したことが裏目に出てしまった結果といえます.

また健康のために健康食品（サプリメント）を摂っている方は多いのではないでしょうか. 健康食品との相互作用については，以下のようなことが報告されています.

セントジョンズワート（SJW）

セントジョンズワート（SJW）は和名をセイヨウオトギリソウといい，主に軽症から中等度のうつ状態に効果があるといわれています. サプリメントとしては，カプセルや錠剤，お茶やリキッドタイプのものなど，さまざまな商品が発売されています.

SJW と向精神薬の関係は，SJW が肝薬物代謝酵素の CYP1A1，1A2，3A4 などを誘導し，これらによって代謝される薬の血中濃度が低下する可能性があります. フェニトイン，フェノバルビタール，カルバマゼピンなどでは，添付文書に SJW の影響についての記載がみられます.

また，選択的セロトニン再取り込み阻害薬（SSRI）を服用している場合，SJW にセロトニン再取り込みを阻害する作用がありますから，SJW との併用でセロトニン濃度が高まり，セロトニン症候群[3]を引き起こす可能性があります.

> **3 セロトニン症候群**
> セロトニン症候群は脳内のセロトニン濃度が高すぎることによって引き起こされる症状であり，以下の症状がみられる.
> 自律神経系：体温の上昇，異常発汗，緊張，高血圧，心拍数の増加，嘔気，下痢.
> 体神経系および筋肉：筋肉のけいれん，緊張と緩和の繰り返し，反射亢進，硬直，振戦.
> 脳認識機能：混乱，興奮，錯乱，頭痛，昏睡.

ビタミン，その他

その他の健康食品では，ビタミンの相互作用が問題となることがあります. ビタミンは一般に健康によいものと考えられています. しかし，ビタミン C はフェノチアジンとの併用で，葉酸はフェニトインとの併用などで作用の減弱が報告されています.

ビタミンは食事などでも摂取され，健康な生活に必要な量は，十分確保されている場合が多いと思いますから，患者とビタミン剤の大量摂取について話し合いの場をもつことが必要な場合もあります.

また，SSRI とセロトニンを含む食品や，セロトニン前駆物質といわれるトリプトファンを含有する食品・サプリメントを併用すると，セロトニン作用を増強し，ときにセロトニン症候群に発展する可能性が報告されています. セロトニンを多く含む食品には，パイナップル，バナナ，キウイ，プラム，トマトがあります. 一方，トリプトファンは必須アミノ酸であり，基本的には蛋白質を含む肉，魚，豆，卵や，ナッツ，乳製品などに多く含まれます．

可能性は低い相互作用ですが，これらの食品を多量摂取している患者では，セロトニン症候群を念頭に置くことも必要です．

食事と服薬のタイミング

特殊な相互作用として，食事との関連があります．クアゼパムはベンゾジアゼピン系で長時間作用型の睡眠導入薬です．この薬は食後の摂取により，空腹時に比べて血中濃度が2～3倍上昇することがわかっています．また，食後3時間後でも空腹時に比べて血中濃度は有意に上昇します．クアゼパムのもつ作用が増強することにより，過度の鎮静や呼吸抑制が起きる可能性がありますから注意が必要です．

睡眠導入薬という性質から，寝る前に服用することになりますが，寝る前に間食をしている可能性もあります．過剰な効き方をしていないか，注意して観察することが望まれます．

まとめ

精神科疾患をもつ患者は，長期にわたって服薬を続ける必要があります．今回取り上げた食品やサプリメントには，必ずしも生活に必要ではないものも含まれています．しかし，患者はただ生活をしているわけではなく，よい生活をしたいと願っています．人の生活を充実させるものの一つに，食事や嗜好品があります．

治療中であるからと相互作用が考えられるすべての食品を禁止するのではなく，患者の嗜好に基づき，薬の選択や食品の摂取方法を考えた生活を目指すことが大切です．

ここで取りあげた向精神薬と嗜好品，食物との相互作用について，医療者は留意することが求められます．この相互作用を看護師が意識することによって，有害作用の早期発見につながることもあると思います．

（木挽秀夫）

◆ 文献

1）有馬広美，大岩咲子．閉鎖病棟が嗜好に与える影響．精神看護；2005：92-98.
2）藤村昭夫，編著．これだけは知っておきたい飲食物と薬の相互作用．永井書店；2006.
3）深堀元文，監．一般病院・保険薬局・若手薬剤師の皆さんへ　精神科の薬と患者ケアQ&A ―適切な対応と服薬アドヒアランス向上へ―．じほう；2008.

3 薬物療法を当事者はどう受けとめているか

デイケアメンバーへのグループインタビューから

T病院は，人口約10万人の都市にある唯一の精神科病院（病床数は約200床）です．開設されたのは1970年代で，それから30年以上が経過し，長期入院の患者が多く，リハビリテーション活動に力を注いでいます．

2009年5月，T病院に併設されたデイケアに通所している30歳代から50歳代の8人（男性5人，女性3人）の方に集まっていただき，話をうかがいました．いわゆる“グループインタビュー”です．「薬物療法についてグループで話をうかがい，薬の本に掲載したい」ということで参加者を募り，集まったデイケアメンバー（以下，メンバー）から話をうかがうことができました．

のんでいる薬の名前がわかるか：薬物療法の知識

まず，メンバーが薬物療法についてどの程度の知識をもっているのか確認するために，処方されている薬の内容を尋ねました．処方内容を説明できたのは8人中4人で，後は「わかりません」という回答でした．約半数のメンバーは，内服している向精神薬にこだわりをもっていないと考えられます．

薬物の知識は，主治医，薬剤師からの説明，薬局で手渡される説明文書，インターネットなどでの情報収集で得たのだと思われます．

メンバーのコメント

・「精神安定薬が少ない」ということで月に1回注射を打っています．1か月効くような…，何ていう名前かわからないですけど….

・ジプレキサ®を2錠夕方にのんでいる．一番大きいのです（量は答えられない）．寝る前はのんでいません．頓服薬としてアキネトン®をのんでいます．手のふるえを止めたり，筋肉のこわばりを止めたりするような薬です．

・一番中心となっているのがレボトミン®です．レボトミン®は寝る前に2錠，5mg，小さいやつです．僕が病気にかかってから1年ちょっとで自分に合うとわかった薬で，これをのむと眠れました．なので，これなしでは生きていけないですね．あとはハルシオン®です．ハルシオン®も2錠，0.25mg．あわせて寝る前に4錠のんでいます．それ以外に，メチコバール®っていうビタミンB_{12}群の薬ものんでいます．

なぜ薬をのむのか

「きちんと薬をのまなくてはダメだと思うようになったのは，どういう経験からですか？」という問いかけに，返ってきた答えの多くは，「のまないと眠れないから」でした．

メンバーのコメント

・眠れるということが一番ですね．睡眠といってもいろいろで，健康な人でも眠れないときがあるというものの，やっぱり眠れたほうが疲れはとれるし，精神的にも安定するし，1日の活力も増す．僕は昼間の半分，ぼーっとしている状態だけど，それでも眠れるってことは1日の活力源になるし，精神的にも落ち着くので，眠れることが薬をのむ一番の効用だと思っています．

定型薬か非定型薬か

就寝前薬が強すぎると訴えたことを契機に，非定型薬に切り替えたメンバーもいました．一方，従来の抗精神病薬，しかも，そのなかの一つの薬を信奉しているメンバーもいます．

メンバーのコメント

・症状が激しかったのですよ．薬も15錠とかのんでいた時期がありました．それが落ち着いたのが，レボトミン®をのんでからです．その薬に出会って劇的によくなって，薬も少なくなって，退院して….ずっとあの薬のおかげで生きているのですよ．もう，変えようとは思いませんね．まったく，この薬だけは外せないですね．
・現在のんでいるのはジプレキサ®2錠．以前，睡眠薬をのんでいたときは，朝起きるときにきつかったんですよ．このことを先生に話したら，睡眠薬を全部やめることになりました．…でも（寝る前にのんでいる）ジプレキサ®で眠たくなります．

副作用と薬の調整

薬の調整は主治医との協働で行われますが，副作用への対処と必要量のバランス，あるいはよい睡眠がとれるように薬を調整するのは，容易でないこともあります.「薬ってこんなもんだ」と達観しているメンバーの発言は印象的です. 本が読めるようになるまでの1年間，薬の調整につきあったメンバーの我慢強さにも頭が下がります.

抗精神病薬で肥満になる人，そうならない人，同じ薬を続けてのんでいるにもかかわらず，便秘がよくなる場合もあり，体調が悪いと薬が効きすぎることもあります. 副作用の出方もそう単純ではありません. 服薬をやめてしまうのは，副作用によることも多いといわれています. 反面，薬物療法の効果については，自覚されにくいようです. 本インタビューでも薬の効果については，幻聴がなくなったこと，元気が出たことが淡々と述べられただけでした. 副作用について，耐えがたさ，苦しさが感情のこもった言葉で語られていたのとは対照的です.

メンバーのコメント

・一番副作用できつかったのは眠れないこと…. そわそわしてずっと動いていて，冷や汗が出てきて，いろんなマイナス思考が浮かんできて. 先生とか看護師には話しました. でも，「徐々に調整していこう」と言われたくらいで. 今は薬が合っています. 3か月くらい前からです. それまで自分ではこんなものだと思っていました. 薬ってこんなもんだと…. 我慢していた…. それで，先生が「こっちに変えてみましょうか」などと調整しているうちに合っていったというか.

・僕は，ジプレキサ®をのんでいました. 新薬と言われ，24時間ずっと効くと聞きました. のんだら，どんどん体重が増えていって，20kgも増えました. それで，何でだろうと思って薬の本を読んだら，副作用に「太る，肥満がある」と書いてあった…. 先生に相談したら「そうですよ」と. それで，「リスパダール®にしましょう」ということになってリスパダール®に変えたら，増えていた体重がそこで（止まり）維持しました.

・リスパダール®をのんでいたときは食欲がとてもわいていましたけど，リスパダール®をやめたら17kg痩せました. だから，薬も体質によると思うのです. ジプレキサ®をのんでいても全然太らないという人もいるし.

・僕の場合は太るのですよ. 年齢とか性別によっても違うと思うし. 僕はコントミン®ものんでいますけど，コントミン®をのんでから便秘するようになりました. センノサイド®っていうのを眠る前に3錠，のんでいましたが，それでも効かない. 最近，今年の2月くらいから便秘にならなくなりました. だから年齢とか季節によって，薬の効果も違うのかなと.

・一番きつかったのは，風邪をひいて下痢をしているときに睡眠薬をのんだので，寝ているときにもらして…失禁です. 薬と下痢が重なって…. あと，手がふるえるなど，いろいろ….薬をのんだら頭の回転がちょっと遅くなるという感じ．何て言うんですか…，動作が鈍くなっている感じです．

・副作用というのは，必要悪というか….たとえば，5の効果を期待していて作用は3で，…このプラスの3はよくても，集中力を失わせることを含めた副作用の問題があると思いますよ．

・計算ができなくなります．薬をのまなくなってからではなくて薬をのんでからです．引き算とか単純なものができなくなります．

・僕は本が好きでよく読んでいるんですけど，薬がよく効いていると本を集中して読めます．でも，薬が減らされて調整されると本が読めなくなります．先生に「私の人生は本を読むことではないのですが，読めないことはきついので何とかなりませんか」と言いましたけど，「今，薬の調整中だからね．落ち着けばまた読めるようになるよ」と．それで，1年ぐらい辛抱して，やっと読めるようになりましたね．先生は承知のうえで調整していて，僕の気持ちではなく，僕の体のことを思っているので….仕方がないですね．

医療者との信頼関係と服薬

「プラセボ」[1]を処方されていると疑ったエピソード，看護学生の小さな工夫が服薬を習慣化するきっかけとなったというエピソードなど，医療者との信頼関係はさまざまです．

> [1] **プラセボ(placebo)**
> 偽薬．本来，薬理作用をもたない乳糖，でんぷんなどを，開発中の医薬品の効力判定のために対照薬として使うことがある．
> 形状を本物の薬と同じにしてあり，患者自身はプラセボであることを知らない．それでも薬としての効果が表れることがあり，「プラセボ効果」といわれている．

メンバーのコメント

・僕の場合は，ときどき寝つきがちょっと悪いときに，ニセ薬だと思うときがあるんですよね．たまにね，そう思うときがあります．先生は「絶対，本物の薬だ」と言いますけど，ニセ薬をのんでも眠れるときがあると聞いたのですよ．それから，寝つきが悪いとき，そうじゃないかと思うときがあります．でも，よく考えてみたら，やっぱりこれは本物だって自分では思っていますけど．

・私は発病したころ，朝昼夕，寝る前，頓服と，たくさん薬が出されていましたが，薬に抵抗感があってのみませんでした．でも，幻覚は見えるし，幻聴も聞こえるし…，わずかに残っている理性で自分を動かしていたというか….薬に対してマイナスのイメージがとても強くて….
だけどある日，「看護学校の学生さんを訪問で家に入れていいですか」と言われて，私は軽い気持ちで引き受けました．それで，受けもちっていうか，研修みたいな感じになって….その子がとっても優しい子で．私が薬をのんでいないっていうのに気づいて…，知られても別にいいと思っていたのですけど….その子が牛乳パックで朝昼夕用の薬入れをつくってきてくれたのです．そのとき，感激というような気持ちはありませんでしたけど，つくってきてくれたのだから試しにのんでみようと思って…．のみ始めたら，薬をのむ習慣がついて，少しずつよくなっていきました．入院経験はありません．

のみ忘れない工夫

規則的に服薬するのはそんなに容易ではありません．のみ忘れがないよう，当事者もいろいろ工夫しています．

メンバーのコメント

・薬の袋に日にちを書いています．これが全部なくなっていれば1日分のんだってわかるようにしています．初めて入院したとき，薬袋に7とか8とか日付けが入っていたので，こういうふうにやればいいんだってわかって，それからずっとやっています．もらったら，その日に整理しています．精神科以外の他の病院の薬はホチキスでとめています．

・僕の場合，のみ忘れがあったのでタッパーに「昼」「夕」などと書いて，まとめるようにしたら，のみ忘れがなくなりました．ただ，数字などは書いていません．薬が出る2週間ごとで計算して，多かったらのんでいないなどというように…．できれば，数字を書いたほうがのみ忘れはないと思います．

「再発」確かめ体験

メンバーは自らの意思で服薬をやめた体験を語ってくれました．音をあげるのは不眠のようです．服薬中断で再発した体験が，服薬継続を支えているのだと思います．医療者の言葉だけでは薬の必要性を納得することはできず，自ら「体験」してみて，はじめて身をもってわかるのでしょう．

メンバーのコメント

・自分の意思でのまなかったときもありましたけど，3週間くらいしたらまったく眠れなくなりました．すぐに病気になって，入院して．入院したらもっと薬が増えて，減らすのに苦労したことがありました．それからは，やらなくなりましたけど．“病は気から”なので，気持ちさえしっかりしていれば大丈夫かと思って，試しに3週間のまなかったということです．

・僕も一度やりました．こんなにのんでも仕方がないのではないかと考えて…．そうしたら4日目で眠れなくなりました．それを先生に言ったら「だから言ったでしょ」となりました．「すぐに入院ね」と．そうしたらその入院の後は薬が全然減らせなくなりました．

・僕は（薬をやめたら）眠れないっていうのではなくて，眠るまでに3〜4時間くらい，時間がかかるようになりました．
・いや，僕の場合は全然眠れませんでした．昼も眠れない，夜も眠れない．
・僕も薬を20錠くらいのんでいるときに，先生に「のみすぎじゃないですか」と反発心を起こしたことがありました．「半分くらいに減らしてみてくださいよ」と院長先生に言ったら，「じゃあ減らします．そのかわり，白旗を上げるまではこのままでいきますよ」と言われました．減らしたら，食欲は減るし眠るまでに3〜4時間かかるし，たいへんでした．でも頑張って（薬を減らしたままにして）3か月くらい経ったら痩せていました．食事量も半分以下になって，5Ｌサイズから M サイズに近くなっていました．で，そのとき白旗を上げました．

睡眠へのこだわり

当事者にとっては，いかに薬を利用して眠るかが主要な関心事なのかもしれません．「発作」を止めるには，薬による強制的な眠りしかないと述べたメンバーもいました．

メンバーのコメント

・先生に外来の日，「今，この薬をのんでいますけど，朝ちょっと起きるのがつらいです」と言ったら，先生が「それじゃあ睡眠薬をなくしましょうか」と．それで一気になくしちゃったのです．それでも眠れますね．そのとき，何だったのかなって，睡眠薬をのんでいたのは何だったのだろうと．
・薬をのんでいるのに眠れないときもありますよ．先生に言っても，薬の追加はしませんでした．先生は「そういうときはありますよ．次からは眠れますから大丈夫です」と言っていましたが，そのとおりでした．
・僕も眠れなかったので朝，病院に行って…院長先生が出てきて「何？　眠れない？」って笑って言われました．「眠れないことは僕にもあるよ」と．「普通の人だって眠れないことはあるから，そういうときは読書でもしたら」と言われたので，「読書なんかしたらよけいに眠れませんよ」などという話をしました．薬を出してもらえないかと期待していましたが，「今日の夜，眠れなかったら翌日に来なさい」と言われてしまいました．
・同じですね．私は朝5時ごろ電話をして，「眠れないし，苦しいので今，診てもらえませんか」と言ったら，「先生だって今は寝ていますよ．後，2時間くらいしたら朝になりますから，それから来たって大丈夫ですよね？」と言われて…，そうだなあと思いました．そして朝まで我慢して，病院に行きました．薬をもらえないかと期待していましたけど，もらえませんでした．

「2日続けて眠れなかったら問題だから，そのときには薬をあげましょう」と，毎回言われています．

・同じ薬をちゃんとのんでいても，体調も精神も揺らぐというか…，バランスがうまく自分一人でとりきれない…．それで発作みたいなものを起こしてしまうんです．発作が起きてしまったら，強制的に眠らないと，治りません．強制的に眠るっていうのは薬を2袋のむとか，寝る前の薬をいっぺんにのむとか…．発作中の薬は出されていますが，その薬は寝る前の薬と似ています．だから，発作中の薬と寝る前の薬を合わせてのんで，無理やり眠って．朝になると一応，安定していますけど．

・発作というのは，説明するのが難しい．一時，息切れ，胸が苦しくなって…，あと暴れたくなる衝動みたいな感じ，ジタバタしたくなる感じ．自分で抑えられないのです．たとえば，大声を出したり…．疲労とか寝不足があったときは，発作が起こりやすいですね．

・眠ることに執着してしまって．眠ることによって現実から逃げたいというか…．朝，目が覚めると「また朝になってしまった」と思って，うつの体を「よいしょ」と起こして…．生きている意味もわからないし．子供がいるからとりあえず育てないと，育児放棄したら，私はコレ（手首を合わせる）ですから…（笑）．子どもがいたから，薬をちゃんとのんで起きて，ご飯食べさせて保育園に行かせてという感じでした．だけど，ある時期は眠ることに執着して，眠ることで逃げている自分がいました．

・私も，そういうところがあります．夜，床に入ったらほっとします．寝ているときは幸せですよね？

・私は翌日楽しい出来事とか，遊びに行くとかがあると，ワクワクして薬をのまないでおこうって．でも，やっぱり翌日はダウンして，2日くらいはゴソゴソしたりして眠れなくて朝がきて．それでも3日目には眠れますね．

インタビューを終えて

なぜ薬をのむのか．薬をのむことで幻覚妄想から回復した体験，あるいは再発が防げているという実感など，精神症状に対する効果を信じて服薬していると思いがちなのですが，彼らが標的としている症状は意外にも「不眠」でした．次々と睡眠についてのエピソードが紹介されたのが印象的でした．

グループインタビューのため，一つの話題が出ると，それに触発されて次々と発言があり，多くの証言が得られました．このインタビューでは，当事者が薬物療法について共通に体験していることが，ある程度網羅されているのではないかと考えています．

（吉浜文洋）

当事者の服薬体験：聞き書き

当事者であるイサオさん（仮名）とカズオさん（仮名）の2人から生育歴，発病，入院生活，現在の状況など，さまざまな話を聞くことができました．そのなかから，薬物療法支援にかかわる部分を本稿で紹介します．

看護師仲間に「薬物療法関係の体験を話してもらえる当事者を探している」と相談したところ，紹介していただいたのがイサオさんでした．お会いして，「当事者にしかわからない薬物療法体験について，看護師を中心とした医療者向けの書籍で掲載したい」という企画趣旨を説明しました．加えて，インタビューを録音して，それを「聞き書き」の形でまとめたいこと，匿名性の確保のための工夫を行うことなども話しています．

カズオさんは，イサオさんの年の離れた親友です．イサオさんに紹介していただき，インタビュー時はいつも2人一緒でお会いしました．場所は，医療関係の施設とは無縁であるホテルのロビー，街中の飲食店など．約束どおり，原稿ができた段階で目を通していただいて，補充のインタビューなどを数回繰り返し，訂正をしています．初回のインタビューは2009年5月でした．

イサオさんの場合

幻聴（電波）について思うこと

POINT

イサオさんの基本情報
男性，50歳代，統合失調症の病名を告知されており，現在，外来通院中．

一番重要なことは眠ることです．この病気になると眠れないのが苦しい．24時間幻聴が続くと，眠れないこともあります．これは幻聴というより，電波というほうが合っている．電波が前に行けといえば行くし，右に戻れといったら戻るし，その声の誘導で体を動かしているような….

35歳のときに初めて精神科の薬をのまされたけど，医者が出しても信用しないっていうか，自分でのんでみて，様子をみながら減らして，というように自分で調整している．ただ眠れればよいから．今は，眠れるけど，毎晩夕食後に寝る前の薬をのんでいる．寝る前の薬は，コントミン®とベンザリン®．朝，昼の薬は眠くなるだけで，いいことない．夜眠れればいいから，朝昼夕の薬をのまなくなって3年になる．

生活は，子供たちの面倒をみていて，朝，学校に送り出すと掃除，洗濯，片づけをやってと普通の主婦がやっていることを全部やる．仕事には行っていないが，妻が働いているし，障害年金もある．経済的には問題ない．

35歳のときに初めて幻聴が入って入院したのですが，その前にも男の声で…，私から言わせれば「悪魔的な声」がときどき聞こえていた．でも，それはちょっとだけだった．その声を聞いて，そのとおりやってしまうと，結果として悪いことをやってしまう．小学校のときにも聞こえたことはありました．

入院前：電波が入るまで

入院前は宅配業の下請けをやっていました．1日に70～100件，多いときは130件配達していた．ハードワークではないですよ．こなすコツがあるんです．3か月やっていたら社長から正社員にならないかと声がかかって，本採用になりました．1か月くらいは，まじめにやっていたんですが，幻聴が入って…．それは，忙しさの影響もあるし，いろいろトラブルもあって．配達の品がなくなったり，横やりが入ったり…．我が強かったから，いろいろ無視して仕事をしていた部分があるから敵は多かったんでしょうね．

入院直前：電波が入ってから

それから，なぜか突然，会社に行けなくなった．仕事関係のメモなどを書いてすごしていたんですが，ある日幻聴が入った．会社への意見文を書いて…，こんなことを書いていいのかなと思ったけれども，退職願と一緒に会社に出した．幻聴に言われるまま書いていた．

仕事を辞めてから酒浸りになって，幻聴がひどくなった．幻聴に「うるさい」と言うと，「うるさい」と返ってきて．自分の思うことが反響する．仕方ないからまた酒に走って…．そのうち，幻聴の言葉が命令形に変わって．ある日その声が「○○警察署に行け」と言うんですよ．それで行った．声の言うまま，いろんな部署に顔を出して所長室のドアまで開けた．2～3時間，警察署の中をぐるぐる回った．警察署を出て，ああ疲れたと駐車場でたばこを吸っていたら，2人の警察官が来て免許証を見せろというから，見せたら家に連絡して入院ということになった．

そのときは自宅にいて朝から晩まで酒を飲んで酒浸りの生活，飯も食わないで．親父，お袋はそれを見ている．「もうアルコール中毒になっていると思ったから入院させた」と後から言っていた．アルコール中毒ではなくて，自分では幻聴がすごいから，頭バカにして体疲れさせて寝たいだけ．そうだね，酒が入ると幻聴はある程度よくなる．酒の量が多くなると頭の機能が働かなくなって眠れるから．起きるとまた幻聴が入ってくるから，嫌な思いをするが．

入院中：服薬から断薬まで

このとき35歳で，6か月くらい入院した．主治医が薬の調整が下手でたいへんでした．言われるままにのんでいたけど，ある日，白い薬をのんだら体がだるくなって，もう横になっていようかと思うくらいだった．そういう体験もある．

薬を拒否しようとは思っていなかった．病気？　自分が？　病気とは思っていなかった．主治医が「のめ」って言うから，効くんだろうなと思ってのんでいた．私の考えでは，薬はただ眠れればいい，睡眠さえとれればいいと思っていた．不思議なことに病院に入ったら幻聴が消えた，入院してすぐ．酒を辞めたから？　かも知れない，安心したから？　それもあるかもしれない．睡眠もとれるようになった．眠れなくなるのと，幻聴，どちらが先か？　うーん…，まず眠れなくなって，それから幻聴が聞こえ出す．幻聴が入ったらもう眠れないですから．

薬をのまなくなったのは，だるくなることがあってから．「薬をのむと体がだるくて，たいへん」ということを主治医には言わなかったが，看護師が看護記録にそのことを書いたようで，院長が薬の量を半分に減らしていた．だけど，のまずに袋ごと捨てていた．開けもしないで．退院までずっと捨てていた．

退院後から現在：薬と医療者に対して思うこと

退院後の外来は，2～3回でやめた．薬は，もらってものんでいなかった．入院はいいが，薬は…うーん，信用していない．5回入院しているが，再発は薬と関係ないと思っている．

2回目の入院は38歳ごろ．35歳の1回目の入院から3年間，薬なしで大丈夫だった．そのあいだ，働いていた．あるとき，スロットマシン屋で，機械の音が人の声になって聞こえ出した．外来で主治医は「そういう人多いんですよね」といって薬を出してくれたけど効かなかった．そのときは，のんでいたけどダメだった．それで酒に走って入院．

2回目の入院から3回目の入院までにも3～4年間くらいのあいだがある．叔母に勧められて○○教の教会で奉仕活動をやりながら修業したり，中国に本拠地がある団体の日本支部で修業をしたりしていた．薬はのんでいなかった．まじめすぎると視野が狭くなる．昔から責任感が強くて，何か役割を与えられると周囲がみえなくなって，そればかりしか考えなくなる．この団体での修行のときもそんな感じだった．

4回目は酒での入院．あれは寂しさからだね．孤独．そのときは1人でアパートを借りていた．それで酒浸り．デイナイトケアに通っていた時期もあったし，施設での作業にもよく出ていた．そのころは薬はのんでいたが，体がだるくなることもなかった．酒を飲んだら薬はのまなかったけど．

5回目の入院は，酒を飲んでアパートの前で転んで，頭打って出血して救急病院に運ばれた．救急車が来て担架に乗せられたのは覚えている．気がついたら手術室で，また記憶がなくなって，次に気がついたときは精神科の病院だった．このときの入院は，幻聴があったわけではない．入院中は，薬をのんでいて副作用もなかった．退院して，施設に入ったけど，施設に入ってからは自分で調整していた．今も薬は自分で調整している．

医者に言って調整してもらってもいいけど，医者がどれだけ信用してくれるかですよね．医者っていうのは，私たちの話よりもカルテを優先するような感じがする．カルテに書かれている今までのことを．

あるとき，○○先生に「私の病名は何ですか？」と聞いたことがあるんですけど，カルテのはじめのほうを見て「アルコール依存症です」って．違うだろう，アルコール依存症で障害者手帳はとれないよと言いたくなった…．だけどその先生，薬の調整はうまかったですよ．助かりましたよ．普通の人…まじめな人はそうかもしれないけど，今日１日の出来事を家に帰ってまで引きずって，ああでもないこうでもない，あそこは失敗だったって思い起こす人いますよね．私も昔からそうで「家に帰ってから思い悩むんですよ」と先生に話したら，薬を調整してみましょうということになって，それでその癖がなくなりましたよ．あれは不思議でしたね．深く考える必要がないと気楽になった．

今は寝る前の薬だけをのんでいる．朝夕の薬ももらっているけど，のんでいない．薬のことを相談して，寝る前だけにしてもらおうと思ったこともあったけど，その先生は辞めてしまった．△△先生には薬の相談はできない．減らすことを知らないから．増やそうとばかりする．私が薬で呂律が回らなくなって友達に電話をかけたとき，「昼から酒を飲んいるのか」と言われたので，薬を変えてと相談したら，「副作用が出るということは薬が効いていることだから，それでいいんだよ」と言われた．この先生に薬の相談をしてもダメだなと思った．

医者は話し相手くらいであまり信用していない．信用するまでには時間がかかりますよ．やっぱり，こっちも人をみるから．看護師でもそうですよ．

医療者は，第三者の意見だけ聞いて患者本人の意見を聞かない．入院のときは混乱しているから，１週間後くらいに，落ち着いてからでも聞いてくれるといいんだけれども，聞かない．家族とか第三者の意見ではなくて，患者のほうは何が原因でこうなったと思っているのか聞いてほしい．そうしないと，原因がわからないから治療にならないと思う．聞いてもらえないから，１人で腹を立てて，やけを起こして自分を傷つけたり，アルコールに走ったりする．

だけど社会復帰施設で暮らすなかでさとりました．人というのは言っても聞いてくれない．相手を変えようとすること自体が間違っている，自分が変わればいいんだと．そう思うことにしている．だから，この人にはこういうつきあい方というように，相手によってつきあい方を変える．この人にはここまでしか話せない，この人との話はここまでにしておこうと考えるようにしている．上っ面のつきあい，深いつきあい．相手によってこちらが変わる．

カズオさんの場合

現在の状況

POINT

カズオさんの基本情報
男性，30歳代，統合失調症の病名を告知されており，現在，外来通院中.

現在，のんでいる薬はエビリファイ®です．何 mg かは覚えていませんが 3 錠です．夕方にのんでいますね．寝る前はセロクエル®と…，あとは，ちょっと覚えていません．

一人暮らしで，生活保護を受けています．作業所などへは行っていません．部屋にこもって，パソコンなどをいじっています．ええ毎日です．インターネットゲームとか，○○ワールドなどのゲームとか，そういうので遊んだり．人恋しくなることはありますよ．そういうときは，友人と会ったり電話で話したりします．病気のことも話している 20 年来の友人がいて，その友人と釣りに行くこともあります．あと，病院とか….月 1 回通院しています．

当事者のグループには行っていません．話が合わない．メールとか電話で，他の人から相談を受けたりすることはあります．

エビリファイ®2 錠だったのですが 1 錠増えました．2〜3 週間前です．増えたのは，やる気が出ない月があって，それを主治医の○○先生に相談したのです．「やる気が出ないのです」と．「やる気が出る薬だよ」と言われてエビリファイ®が 1 錠増えました．増えても変わらないです．安定薬を増やすとよくなるとか，やる気が出るというのは，僕からすればそれほどよいことではないなと思っています．とにかく，そういうことに薬は関係ないということです．

最近も，薬局のミスで薬が足りず，1 週間くらい薬をのまなかったんですが，何も変化なかったですね．

幻聴（電波）について思うこと

幻聴は，悪い幻聴，よい幻聴があるらしいのです．「お前，死ね」とか「お前は神だ」とか，こういうものが聞こえてくるらしいのですが，私たちは幻聴とは区別して電波と言っています．要するに，ラジコンをコントローラーで動かすような感じ．そういうような例えをしています．電波でラジコンは動きますが，私たちもラジコンみたいに動かされるのです．これが幻聴です．

聞こえてくるのは確かです．声の言うままに動いてしまうのです．抵抗しようにも抵抗できないし．その根底にあるのは，不安です．それに従わないと，怖いことが起こるのではないかと不安になるわけですよ．電波で中野の民宿から○○まで 3 日 3 晩歩かされたことがあります．

幻聴があると眠れないのです．酒が睡眠薬代わりになることもありました．電波が入ってくるとうるさくて眠れないんです．2〜3 日寝ないと目にクマができるし，緊張がずっと続いて神経がピリピリしてくる．電波が入っているときは酒を飲んで，酒の勢いで眠る．でも，いくら飲んでも酔わないときがありますし，酒で何とかなることもあります．ただし，飲みすぎてアルコール中毒にならないかというくらい，したたかに飲みます．焼酎ボトル3本は平気です．

私たちの病名は統合失調症なのですが，実際は電波を送ってくる相手がいるのです．その相手がいなくならない限り続くと思います．時期がくれば治まります．終わりがくる時期があるのです．薬をのんでいても，のまなくてもです．酒でも薬でも変わらない，同じです．薬ものみすぎると酒を飲んだように泥酔状態になってしまいますから．普通の安定薬ではなりませんが，寝る前の薬ではそうなります．

○○病院に入院したてのころ，薬は朝昼晩に1錠でした．電波が聞こえてきて，電波がきつくて病室で横になっているときに主治医が訪ねてきてくれたことがあったのですが，「まだ聞こえるか」と聞かれて「まだ聞こえる」と返事するのもたいへんな状態だったんです．うなずくことしかできませんでした．そのうち，薬をのまされて体がだるくなったのですが，しばらくすると徐々に電波が入らなくなって，電波が「じゃ，終わりね」と言って消えたんです．その後は，薬が強すぎて体がだるくなって病室でしょっちゅう寝ていました．

精神安定薬だということでしたが，主治医から1錠なので，これは減らさないと言われました．看護師からは「寝てばかりいたらだめだよ」と言われましたが，ヘルニアも患っていたので「いや，腰も痛いし，だるいし，寝ておく」と無視しました．

薬の調整はしてくれませんでした．朝昼晩1錠ずつ1日3錠のんで，のめばだるくなるけど，電波はもうなくなっていて頭もすっきりしている時間もあるんです．その体を活発に動かせる時間は，体力を落とさないようにベッドで腕立て伏せをやっていました．自分の場合，周りに人がいると寝られなくて，頓用の睡眠薬1錠をのんで寝ていました．何時間かあいだがないとダメだというので，頓用の薬をもらえるのが午前2時ごろまでだから，朝7時の朝食のときは薬が残っていてだるいんです．

××病院に来て，施設に入ってから初めて薬の調整のことを教わり，これは医者に言わなければいけないと思うようになって，それからです．この2年くらいはずっと薬の調整です．体がだるいまま施設に入って，そのだるさを乗り越えても朝は眠いのですが，意地で起きて，施設の作業に出ていました．

それまでは医者の処方をそのまま受け入れるだけでした．薬の調整がわからないから．何を基準に薬を決めているのかわからなかった．施設に入って，同僚に教えてもらうまで，主治医に言えば薬の調整をしてもらえることがわからなかった．前の病院で入院していたときにも，「薬をのむのとのまないのとでは，再発のしやすさが違うよ．統合失調症の場合は，のまなければ半年後に確実に再発する」と看護師に言われました．でも薬の調整については何も教えてもらえなかった．

薬でうまく睡眠をとれるようにするというのはどうですかね．薬では，睡眠の浅い深いを調整することはできないのです．睡眠の質を決めるのはあくまで体調で，本人の体調によるのです．睡眠薬というのは，あくまで補助的な役割としてしか私はとらえていないです．眠れるか眠れないか，睡眠が浅いか深いかは体調によるのです．よい睡眠をとるのは薬では困難です．

ただ，8時間たっぷり寝たのに疲れが残っていることもあるし，4時間しか睡眠をとっていないけれども，よい目覚めのときもある．何が睡眠のよしあしを決めるかわからないのです．それがわかれば自分で睡眠をコントロールできるようになるはずですが….

医療者側の人に言われて薬をのんでいるというより，私の場合は母親に言われたことを守っているのです．「また入院するようなことだけはするなよ」と言われています．何が原因で眠れなくなるのか，電波に操られるのか，今でも自分では理解できていないと思います．それが怖いから薬をのんでいるという感じです．医者が言うように薬をやめて，再発して母親に迷惑をかけたくないから．

そうですね，看護師とか医療者には「体験していない人に何がわかるか」と言いたい気持ちはあります．

今のエビリファイ®に変えてもらったのも，母親から「新薬が開発されたから変えてもらいなさい」と言われたからです．はじめ主治医は，「この病院では使っていないから注文しないといけない」と渋っていました．そこで，「あなたは私に薬をやめなさいと勧めているのですね」と言ったのです．注文したくないと言ったので，「あなたは私に薬と一生つきあわなければいけないと言っている割に，そういうことを…」と強硬姿勢に出たのです．そうしたら薬を変えてもらえました．

薬が変わって，どういう変化があったかですか？　そうですね，薬が変わって体重が減りました．69kgだった体重が47kgになっていましたが，今は64kgを維持しています．肥満解消，それだけですね．私の場合は，それ以外変わらないですね．

インタビューを終えて

統合失調症という病，薬物療法という対処方法――この2人の当事者の語っていることは，これらを軸に展開されるコントロールをめぐる葛藤の物語なのかもしれません．

不眠が続くと電波が入ってきて，自分の意思ではない行動に駆り立てられます．「従わないと怖いことが起きるのではないか」，この恐怖に揺さぶられて不本意にも電波にコントロールされた行動となってしまうといいます．薬をのんでいるのは不眠を何とかしたい，睡眠をコントロールしたいからだということが語られています．

問題は医療者との関係です．「勝手に自分で調整しないように．副作用と思ったら受診して相談してください」と医療者は言いがちですが，当事者はこのような「医療者によるコントロール」をよしとしていません．

不眠を指標にして服薬をすれば，電波にコントロールされ自分が自分でなくなる事態は避けられることを，彼らは体験の積み重ねから見出しています．自律的であろうとする当事者は，医療者のアドバイスに一定の距離を置いて，自分自身で薬の調整に挑みます．薬は主治医の説明どおりの効果があるか，服薬しなかったらどのような症状がでるか，その結果，生じる生活上の困難さは…など，反芻しつつ「確かめ体験」が繰り返され，その人なりの薬物療法が確立されていくのです．

まったく医療者のアドバイスを受けつけないということではありませんが，自分で薬を調整（コントロール）し，症状をコントロールする——あくまで自分で自分をコントロールするという姿勢をもち続けているのが，インタビューに応じてくれた2人の当事者です．彼らの語り口には，自分自身をコントロールできていることへの自負心が感じられました．

人間関係一般についても，他者に変わってもらおう（他者をコントロールしよう）とするのではなく，自分が変わればよいというように達観したと語っています．病，薬，対人関係などにおいて，自分自身をコントロールする「自分＝自律」の感覚があることが，充足感，有能感，自信を生みだしているように思えます．原則のみに縛られるのではない柔軟なコントロール感覚，コントロールをするのは自分自身なのだという自負．このような当事者の自律指向の姿勢に医療者はどのように向き合うかが問われています．

慢性疾患は，症状をコントロールするしかない病です．そのためには，服薬を含む，さまざまな生活領域での自己コントロールが必要とされます．当事者自身が能動的・積極的に服薬に取り組むことを支えるには，紆余曲折を覚悟しつつ，当事者の自律をエンパワーするしかないと思います．

謝辞：この解説は，ご自身が抗てんかん薬の内服を続けておられる同僚の加納佳代子氏との討論から示唆を受けています．感謝いたします．

（吉浜文洋）

文献

1）熊木徹夫．精神科の薬を語ろう—患者からみた官能的評価ハンドブック．日本評論社；2007．p.49

3章

薬物療法における チーム医療

1 それぞれの専門職に期待する役割：座談会から

精神科における薬物療法においても近年,「チーム医療」が注目されています．しかし，それぞれの職種は他の職種について，どう思っているのか，思われているのか，知らないことが多々あります．

そこで，2009年9月，長野県飯田市にある飯田病院にて，医師，看護師，薬剤師による座談会を行いました．参加メンバーは下記のとおりです．

司会（看護師）：吉浜文洋（神奈川県立保健福祉大学）
医師：南風原泰（医療法人栗山会飯田病院）
看護師：岡本典子（神奈川県立保健福祉大学）
薬剤師：小林哲郎（医療法人栗山会飯田病院），高田淳子（同）

医師が看護師に期待すること

吉浜　まず，薬物療法をめぐって医師の立場から看護師に，こういったかかわりがほしい，あるいは，期待することなどを聞かせていただけますか？

南風原　まずはある程度，薬についての知識を身につけてもらいたいと思います．そのうえで個人的には，看護判断のようなものがあってもいいと思っています．たとえば，精神科の外来でも患者さんに「眠れないときに，まずこの薬．それでもだめなら，次にこの薬」などと指示をして頓服薬を処方することがあります．これは「状況に応じて調整していいですよ」と患者さんに任せているのです．

入院でも事前に不眠時などに頓服薬の指示を出すことが多いと思います．このような指示があれば，看護師も対応しやすいと思いますが，これだけではどうしてよいのかわからない場合もあると思います．たとえば朝4時に患者さんから「不眠時の薬が出ているはずだからほしい」などと言われたとき，困ってしまいますよね．

このようなときに薬の知識が必要になると思います．たとえば，当院でよく使われている「抗菌薬モデルと下剤モデル」などです．抗菌薬は自己判断で服用の有無や薬の量を調整すべきではありません．一方，下剤はせっかく処方してもらったのだからと下痢をしている最中にのみ続けてはたいへんです．つまり下剤はお腹の具合にあわせて自分で調整してもよい薬です．このように処方や指示が出ていても，看護師の判断で修正すべきときがあるはずです．それを適切に判断するために薬の知識をもっていてもらいたいと考えています．

小林　不穏時用の薬などの指示が出ていても，薬が必要なのか，別の対応をしたほうがいいのか，その判断について看護師に個人差があるわけですね．

南風原　そうですね．眠れない状況で，精神症状が少し増悪している場合，精神症状を落ち着かせるためには，不眠時薬より不穏時薬を服用したほうが眠れるのではないかなどの判断というのもありますよね．

吉浜　看護師側から思うことは夜間についてです．夜間の患者の状態については看護師しか把握していません．かつて病院に勤務していたとき，特に夜は慎重に患者を観察し，その内容をきちんと伝える必要性を感じていました．これは処方にも影響します．たとえば，夜間，不穏状態が起きた場合，就寝前薬服用の前に起こったのか，後なのか，問題の起きた時間などについて，必ず朝の申し送りで伝えてもらうようにしていました．

薬剤酩酊様絡み，あるいはパラドキシカル反応[*1]といっていいのか…，そういう状態があっても「不穏だった」と抽象的な表現で申し送られることがあり，それでは困ると思いました．どうアセスメントするか，医師に何を伝えるか，必要十分な内容が伝わらないと対処を誤りかねないわけです．看護師しか夜間の情報はもっていないのですから．

南風原　抗不安薬は不安を除くというより脱抑制的に働きます．ほとんどの抗不安薬と睡眠導入薬はベンゾジアゼピン系という同じ仲間で，睡眠導入薬も脱抑制的に働くかもしれない．このような知識があれば，眠りに対して効いている可能性はあるものの，中途半端に薬剤が効いて酩酊様の状態となり，薬の作用でさらに抑制がとれ，よけいに不穏になっている可能性も推測できます．服薬の前と後をみるのは，薬の知識があるからこそできる対応です．

岡本　看護師が薬についての知識をもつことは重要である，ということは十分認識されていると思いますが，教育においては，たくさんの知識を詰め込もうとしすぎて，その知識を実践でどのように活用するのか，特に大切なことはどのようなことなのか，といったことが不十分なのかもしれません．学ぶ優先順位がぼやけているのかもしれません．

南風原　そうですね．優先順位という意味では，命にかかわる副作用はきちんと知っておいたほうがいいと思います．たとえば悪性症候群を見逃してはたいへんです．尿の色や脂汗などの変化に「あれっ？　何か変だぞ」と敏感に反応するアンテナなどもあると，いいと思います．

看護師と医師の関係

岡本　看護師は薬の知識を身につけ，それに基づいてモニタリングをして，何らかの判断をもって医師に報告をします．たとえば，患者さんが副作用でつらそうなとき，できれば減薬してほしいと思って報告しても，その願いどおりに

＊1　**ページガイド**
3章「2．薬物療法における看護師の役割」（p.72）を参照．

ならないこともあるので，そこでいきづまりを感じます．知識をもっていたとしても結局，医師に報告して，終わってしまうという印象があります．

吉浜　一般的には，それ以上は困難というか，あとは薬物療法をめぐる医師と看護師の新たな関係づくりが課題となるのではないでしょうか．

高田　しかし，薬のことを考えたとき，医師との関係は切り離せないと思います．それをどううまくやるかというと，変ですが….

南風原　看護師は患者さんの相手をしながら医師の特性もみて，医師に動いてもらうためにはどう伝えたらいいのか，そこまで気を使っています．

吉浜　多くの精神科の看護師長は，医師に看護師側の考えていることを誤解なく伝えることに心を砕いています．今の話のように，看護師側の考えていることを素直に受け取ってもらうため，どのような工夫をすればいいかなど，そこでかなり苦労することも多いはずです．

岡本　そのような師長の姿をみると，他のスタッフは医師と看護師の関係は難しい点があるなということを感じます（笑）．そう考えると，薬剤師にかかわってもらえると医師と看護師という1対1の関係ではなくなるので，助かります．

南風原　緩衝材のように，他のスタッフが入ってもいいということですね．

吉浜　臨床時代，患者さんの症状をみて，薬について医師に意見を言わなければと感じたことがありましたが，その医師といま一つ関係がよくありませんでした（笑）．そこで薬剤師に経緯を説明し，「薬剤師には疑義照会義務があるので，意見を言いやすいはずです」とあいだに入ってもらったことがありました．このように，他の職種を介したほうがいい場合もあると思います．

南風原　さまざまな職種がいることがいいのでしょう．医師と看護師だけですと，チームとは少し違う，対立構造のようになってしまうことがあります．

薬剤師が看護師に，看護師が薬剤師に期待すること

吉浜　先ほどの医師への質問と同じですが，薬剤師から看護師への期待，こういう点は少し勉強したほうがいいのではないか，ということはありますか？

高田　長く精神科でがんばってきた看護師が多いので，精神科の薬の使い方に慣れている方が多いと思います．ただ，それ以外，インスリンなどを使うときの手技を見ていると，ちょっと…ということはあります．

吉浜　確かに身体合併症患者がどんどん増えて，精神科の看護師も精神にかかわる知識，技術だけが優れているだけでは臨床がやれない時代になってきています．もっと身体のことを知らなければいけない，勉強しようという雰囲気が精神科の看護師のあいだにもあります．

南風原　当院で最近，面白い話がありました．古くからいる妄想型のある患者さんは着替えをせず，同じ服を着ていて，病棟に入った薬剤師を除き，医療者

MEMO

飯田病院の精神科病棟では，薬剤師だけでなく作業療法士や精神保健福祉士などが病棟の担当となり，「チーム医療」の一員として，できるだけ病棟で患者に接するシステムとなっている．

の言うことを聞かない状態でした．ある日，その薬剤師が患者を「外食に行きませんか？」と誘って出かけ，「せっかくだから服も見に行く？」などと言って，服を購入してきました．このとき，受けもち看護師も一緒にいたのですが，「薬剤師もこのようなことをするのだ」と驚いたと報告がありました．私もちょっと驚いたのですが，でも同時に，そういう働きをしてくれる薬剤師を頼もしく思い，これがチーム医療だと思いました．薬剤師の役割とは別に，チーム医療の一人として「この人にしかできないこと」があるからです．

吉浜　患者さんにとって薬剤師が医師や看護師と違うのは，利害関係がないところです．看護師は病棟生活を管理する立場なので，どうしても患者さんから，あれこれ言ううるさい人とみられていると思います．そういった利害関係のため，看護師には下手に逆らえない面があります．医師に対しても同じでしょう（笑）．

退院が延びるかもしれない，生活に規制がかかるなど利害が絡むところでは，なかなか本音は言えない．病棟側からみると，薬剤師はある意味で「よそ者」なので，患者さんが「本当は薬をのみたくない」など，本音を話してもいいかなという雰囲気をつくりやすいように思います．

南風原　何をする人かわからないけれど病棟にいて，相談に乗ってくれる人という意味では，精神保健福祉士も同じです．ただ，精神保健福祉士は何でも屋的にいろいろな立場をとれるので，同じ第三者タイプでも，薬剤師は少し専門的なイメージがあるのかもしれないですね．

高田　確かに，お客さん，外の刺激をもってくる人，などのイメージがあるのかもしれません．特に，閉鎖病棟は人とのかかわりが限られていますので，そのような存在がいてもいいと思います．

南風原　貴重な存在ですね．

岡本　患者さんも，薬剤師からの薬の話をすんなり受け取っているように思います．看護師が説明すると，どうしても「のむためにどうしたらよいのか」というニュアンスが強くなって，「のめ」と強制的な感じになってしまいます（笑）．どこかで，のめるようにしなくてはいけないという気持ちが入ってしまうのかもしれません．

吉浜　看護師は与薬の実行責任者のようなところがあり，その立場でどこまで言うか迷う，あるいは言えないこともあるように思います．

高田　先日，他の病院で服薬をしたら副作用がひどかったので，薬をのみたくないという未治療に近い患者さんが入院してきました．拒否が強かったのですが，「こういう副作用もあるけど，のんでください」と説明をしてみました．その後，配薬時間になったら，自分で薬を取ってきて，自慢気にのんでくれました（笑）．その後，服薬時間に病棟に行くと，近づいてきて目の前でのんでくれるようになりました．

南風原　自慢気なのは，おそらく薬剤師だからでしょう．看護師に対してはそういう態度にならなかったかもしれませんね（笑）．

岡本　薬剤師にかかわってもらうときは，患者さんの服薬へのモチベーションがあるときというイメージがありました．拒薬をしているときに，薬剤師にかかわってもらうこともあるのですね．驚きました．

吉浜　だからこそ，薬剤師は薬を配る役割はしないほうがいいと思います（笑）．

高田　見ているほうがいいのですね．

吉浜　そうだと思います．看護師と違う立場でいたほうがいい．先ほども話したように，看護師は服薬の現場責任者なので，どうしても「どうやって薬をのんでもらうか」にこだわってしまいます．そこまで感じなくてもと思うのですが，服薬してもらおうという思いだけで固まってしまうのです．

南風原　ただ，「患者さんがいやだと言うから，のませませんでした」では，主治医に怒られてしまうでしょう（笑）．「それはプロじゃない」と．

看護師と薬剤師の関係

吉浜　診療報酬の薬剤管理指導料[1]が算定されるようになり，看護師などと一緒に薬剤師が病棟に入るようになりましたが，看護師の反応はどうですか？

小林　薬に関して何かあれば，よんでくれます．この前も入院した患者さんが，薬にこだわりがあるので，どのようにのんでいるかを聞いてほしいと看護師から頼まれました．このようにしてくれると，何を目的にして病棟に来るのかということもありますので，助かります．

吉浜　薬剤師に病棟に入ってもらえると，患者さんに薬の情報を提供する回数も増え，服薬支援にも厚みが出ると思います．少し前は，看護師が薬のことで何か言うと「ミニドクター」などと揶揄されましたが，今は看護師も薬のことを勉強すべきという雰囲気になっていますので，患者さんはもちろん，看護師も，薬剤師が病棟に来ることで薬に対する関心が高まると思います．

医師と薬剤師の関係

吉浜　医師と薬剤師はどのような関係なのでしょうか？　疑義照会義務[2]は実際に行使できていますか？

　疑義照会義務は，看護師と医師の関係にもあっていいと思っています．医師の指示に無批判にただ従っているだけだと，看護師が責任を問われる場合も考えられます．個人的には，医師–看護師関係，保助看法（保健師助産師看護師法）にも同じような制度が盛り込まれてもいいという思いはあります．現在は，疑義照会義務は薬剤師だけにありますが，どのように行使しているのでしょう．

[1] **薬剤管理指導料**
診療報酬において1988年に「入院調剤技術基本料」として新設され，1994年に現在（2010年度）でも使われている「薬剤管理指導料」に名称変更された．
2010年度の診療報酬では、「投薬または注射および薬学的管理指導を行った場合」325点が，患者1人につき週1回に限り月4回を上限として算定できる．なお，点数は「救命救急入院料等」を算定している患者は430点，特に安全管理が必要な医薬品が投薬または注射されている患者に対して行う場合は380点となる．ただし，算定については施設基準などの要件がある．

[2] **疑義照会義務**
薬剤師法第24条にて「薬剤師は，処方せん中に疑わしい点があるときは，その処方せんを交付した医師，歯科医師または獣医師に問い合わせて，その疑わしい点を確かめた後でなければ，これによって調剤してはならない」と定められている義務．

小林　「これは」というときには，決心をして「よしッ」と…（笑）．
吉浜　やはり，意を決して「よしッ」となる必要があるのですね．疑義照介のプロセス，医師への確認はどのようになされるのですか？
小林　どこまで確認するかなどは，難しい問題です．たとえば，リスパダール®の使用量は上限12mgですが，超えていても，医師の確認を以前，取っていれば，他の患者さんにも使用して構わないのかもしれないと考えることはあります．添付文書には上限が書いてありますが，使う必要があるケースなのかもしれません．また，医師の顔色との関係もありますので（苦笑）．
吉浜　外からみていて感じたことは，薬の相互作用のことです．医師はあまり気づかないようで，薬剤師が「こういう組み合わせはまずいですよ」などと話しているのをときどき耳にしました．
小林　そのような点も，これからは確認していく必要があると考えています．
南風原　私はチーム医療のなかで，医師はヒエラルキーのトップではないと考えていますが，他の職種にはできない「処方」ができるという権限があります．そこが他の職種とは大きく違う点です．ただ，権限がある代わりに責任も負っているため，孤独な面もあります．処方決定は苦渋の選択を迫られる場合もあるので，答えは出ていても「どうしたものか」と薬剤師に相談できると助かります．また，違う目線から「この場合はこうじゃないですか」などという意見をもらうのもありがたいです．

薬のことは医師がきちんと知っておかなければならないと思いますし，薬の情報を全部薬剤師に肩代わりしてもらいたいというわけではないのですが，チーム医療のなかに薬の専門家がいてくれると，ありがたいです．

チーム医療

吉浜　チーム医療について意見を聞きたいと思います．
南風原　職種により仕事の内容が決まることは，当院では不自然に感じます．職種の専門性で仕事を固定するのではなく，専門は違っていても，同じような仕事をしてもらいたいというのがわれわれの基本姿勢です．たとえば，レクリエーションでは，職種が異なっていても同じスタッフの一人としてかかわります．同じような仕事をしていても専門性の「核」が異なれば見えてくるものも違うだろうという考え方です．

専門性で線引きをしないのは，専門性を出しすぎると，危険だと感じるためです．たとえば，薬剤師である前に医療者であり，精神科のチームの一員であることは共通ですよね．チームの一員として動くのではなく，薬剤師だから薬のことだけを考えるというのは危ない気がします．看護師だから，薬剤師だから，これ以上の仕事はしませんという形ではなく，それぞれの役割が交換できるチームを目指したいと思っています．

▶3 ACT
assertive community treatment（包括型地域生活支援プログラム）の略．職種の役割を固定せず，重なり合いながら役割を果たしている．

吉浜　職種に関係なく必要な役割を果たすという点では，ACT[▶3]に近いのでしょうか？

南風原　そうかもしれません．自分の仕事はここまでと線を引くと，誰の手もつかない領域が出てきてしまいます．

精神科と他科では，ヒエラルキーのなかの医師の位置が少し違うと思っています．多職種がかかわり，医師より上手な精神療法をしている場合があります．特に精神科のチーム医療では「人とのかかわり」が大きな武器になります．処方を別にすると，医師の特権はそれほどないのかもしれません．チーム医療の構造がピラミッド型ではなく平たいところが，面白いところだと思います．

吉浜　今の話のように，精神科はフラットな雰囲気で，ある職種が何をやるべきかそれほど明確ではない，ということについてどう思いますか？

高田　薬剤師は，薬の説明をするという使命に燃えていますので（笑），一般科では患者さんに，押しつけるように話をしてしまうことがあります．でも，精神科ではその姿勢だと，拒薬につながってしまうケースもあります．

私は，精神科病棟に薬剤師が入る当院の仕組みが確立してから，その役割を担ったのですが，それでも担当してから1年以上も話しかけてくれなかった患者さんがいたように，人間関係が大切だと感じています．「この病棟の担当になった」ことをわかってもらうまで，薬についての話はできませんでした．

岡本　病院によって違うと思いますが，以前，私が病院に勤めていたときには，薬剤師が常に病棟にいるというわけではありませんでしたので，薬剤師でもそういうかかわり方があるのだと，驚きました．

吉浜　チーム医療についてどのようなイメージをもっていますか？

南風原　先ほど話に出たように，各職種の専門知識だけを患者さんに話していればいいというのは，人間関係として少し不自然さを感じます．そうではなく，いろいろ違う仕事を手伝っていても，「実は○○のスペシャリスト」という存在がいいのではないかと考えています．

今後の薬物療法におけるチーム医療

吉浜　薬物療法をめぐるチーム医療は，今後どういう方向にいけばいいのか，どう思いますか？

小林　日本病院薬剤師会からは，薬剤師は患者さんに触れてはいけないと教えられています．でも特に今，精神科では，身体を診て副作用を早く見つけるなど，患者さんがどのような状態なのかを，早く知るべきといわれています．勉強をしなければいけないと感じていますが，そうなると，病棟スタッフとしてどこまで薬剤師がかかわるべきなのか難しいところだと思います．

吉浜　そうですよね．今，薬剤師もフィジカルアセスメントを学んできちんと患者さんに対応しようという時代になってきつつあるのではないかと，何かで読みました．ということは，「看護師はどうする？」という時代になっているのかもしれません（笑）．

南風原　アメリカでは医療費の抑制の動きがあります．たとえば精神療法やカウンセリングにしても，医師が行うと高いので看護師に，看護師も高いから他へというように，仕事を切って回している面がなきにしもあらずです．フィジカルアセスメントにかかわってこなかった職種も，行うのが当たり前という傾向は，この流れなのかもしれません．

吉浜　看護師として危機感を覚えるのは，介護職による痰吸引など，医師，看護師以外でも医療行為が行える方向性が打ち出されつつあることです．おそらく，これまで看護師だけが行えるとされていた診療の補助業務を他の職種も行えるというように変わっていくのではないでしょうか．看護師は何をする職種なのか，その専門性がより問われるようになると思います．他の職種は，業務拡大の動きをどうみていますか？

高田　そこまで変わらないのではないでしょうか（笑）．ただ，精神科の病棟スタッフとして，もう少し専門性を身につける必要があると思っています．慣れてきたとはいえ，患者さんとの接し方など，まだ経験が足りないと感じています．

吉浜　どういうチームでありたいと思いますか？

南風原　先ほどの話に戻りますが，医療や精神科のコモンセンスのようなものを共有することが先ではないでしょうか．そこさえしっかりしていれば，時代や状況が変わり，職種やチーム医療に求められることが変わっても大丈夫だと思います．融通の利かないシステムだと，風向きが変わったときに太刀打ちできなくなってしまうおそれがあります．

吉浜　かつて，私が病棟師長の立場だったとき，さまざまな問題を抱えた患者さんが次々に入院してきました．そこで，臨床心理士に心理検査，栄養士に食事の相談など，患者さんに必要な対応を，それぞれの職種にお願いしていました．「専門性を発揮してほしい」という他の職種へのお願いなので，関係が悪くなることはなく，看護師側も学ぼうという姿勢があって，どのようなケアプランを立てたらいいのか情報交換し一緒に考えてもらっていました．

南風原　たとえば，薬剤師は患者さんと接するようになり，関係のつくり方などについて問題意識をもっています．医師や看護師側からみると，今まで担っていた「薬の説明」の仕事を渡しています．先ほど，いろいろな職種に看護の仕事を奪われているという話が出ましたが，薬剤師が薬の説明するようになるとしても，看護が揺らぐこと，困ることはないのではないでしょうか．

吉浜　困らないと思います．

南風原　それは「看護」という確かなものが存在するからではないでしょう

か．薬の説明は本来，看護の仕事ではなく，だからといって，これまで余分な仕事をしていたとも思いませんが，おそらく，そこに何かあるからだと思うのです．

吉浜 困らないというのは，あまり聖域を侵された感じがしないということです．では，聖域とは何かということになりますが…，この場面ではこの職種を活用すればいいなど，マネジメントをしていく，各専門職をどう使いこなすか，そこに看護のアイデンティティを求めることがあってもいいと思います．

岡本 私はマネジメントというか，調整ができればいいなと考えています．今まで，看護師は薬に関する患者さんからの疑問を煙に巻いていたところがあるように感じます．しかし，非定型抗精神病薬やSSRI[*2]などさまざまな種類の薬が増えてきたことや，インフォームド・コンセントがあたりまえという時代だからなのか，患者さんが薬について感じたことを表現することが多くなって，患者さんの質問に私たち看護師の知識では答えられないことが浮き彫りになってきた気がしています．

＊2 **ページガイド**
1章「2．主な向精神薬と副作用」（p.11）を参照．

南風原 それは，おそらく薬の変化とは別問題ではないでしょうか．昔も薬をのんだ後に，だるい，ふるえると言われると，副作用だと思いながら何と答えればよいか困っていたのではないでしょうか．困っていたけれどボールをパスする相手は主治医くらいしかいなかったのだと思います．

岡本 そうですね．

南風原 そういう意味では，お互いに困ったときにパスし合える仲間がいるのはありがたいですね．

吉浜 よく患者さんもチームの一員だといわれますが，患者さんを含め一人一人がチームという感覚をもてるかどうかだと思います．

南風原 患者さんや家族を含めたチームをつくれるかどうかが，これからのチーム医療のポイントではないでしょうか．

吉浜 チーム医療は，永遠の課題なのかもしれません．チーム医療が強調されるのは，表面的にはうまくやれているようにみえても，チームとして機能していない面があるから常にチーム医療と言い続ける必要があるともいえます．

南風原 それぞれの専門性で自分たちの仕事はここまでと切り分けると，お互いのアラ探しになり，「できていない」ことばかりがみえます．ある程度，共有している部分がないと，チームとして，うまくいかないのではないでしょうか．

吉浜 最後に言い残したことがあれば，お話しください．

岡本 言い残したことではなく，聞き残したことですが，「薬物療法におけるチーム医療」といったとき，職種で目指しているゴールは一緒なのでしょうか，あるいは違うのでしょうか．私は，多くの看護師が基本的に，患者さんが服薬を継続できることを目指しているように思います．ずるく聞こえたら申し訳ないのですが，薬剤師は患者さんが薬をのみ続ければいいなという願いはあっても，それほどではないのではないでしょうか．

高田　でも，のんでもらわないことには始まりません．

岡本　薬剤師と看護師には少し温度差があるように感じます．

小林　ずっと薬をのむ必要があるケースがほとんどですから，のみ続けてもらうことがゴールなのかもしれませんが，ゴールが患者さんによってずれたり，違ったりするケースがあるのかもしれません．だから，上手に薬をどう使ってもらえるかがゴールになるのかもしれません．

吉浜　医師側はどうですか？

南風原　ずっと薬をのむ必要がありそうな患者さんもいるので，のみ続けてもらいたいという気持ちはあります．それは，服薬中断で再発を繰り返すと，以前のレベルまで落ち着けるのに必要な薬の量が増えるなど，経験的にいいことはないと感じているからです．

同時に，処方する側だから思うのかもしれませんが，処方は患者さんの病気の状態に応じて行っているので，減量になったり，いらなくなったりする可能性もあると考えています．そのため，単純にのみ続けてもらうことがゴールとは思いません．別の可能性も同時に考えると思います．

小林　地域で患者さんが暮らす時代になって，そのような患者さんにかかわれる機会は本当に少ないというのが現状です．そのため，患者さんが自分で管理することがメインになりますが，そうすると，入院中と地域では大きな落差が生じます．だから，入院中でも退院後を見据えて，どれだけ本人に任せられるか最低限のかかわりで試すこともあります．当然，失敗したり，うまくいかなかったりします．ただ，その経験を共有して患者さんとかかわっていく，薬そのものより，そのような関係をどうするかが必要だと感じています．

南風原　外来の患者さんが頓服薬などを調整して，自分で症状に対応している場合は，薬の力は借りているのかもしれませんが，薬をうまく利用できている点で，セルフ・コントロールができていると思います．しかし，症状は自分の意思ではどうにもならないものに突き動かされて変わります．いずれにせよ薬をどのように利用するかも含めて，ある程度セルフ・コントロールをするのは，一つの治療像であり，望ましい状況だと思います．それが，ゴールなのかもしれません．

吉浜　患者さん自身が経験して学んでいく．これは何についてもいえることだと思いますが，結局それがベースになるのだと思います．ありがとうございました．

2 薬物療法における看護師の役割

はじめに

精神科病棟においては，精神科医が処方した薬を管理し与薬するのは看護師です．患者に自己管理してもらうこともありますが，その場合にも自己管理の「管理」を行うのは看護師です．医師から強制的な治療の指示が出され，抗精神病薬の筋注を行うのも看護師であることが多いと思います．また，医師の入れ替わりの多い病棟では，長期入院患者の薬歴について，なぜ処方変更がなされたかを含め経緯を知っているのは，その病棟で勤務の長い看護管理者であったりします．薬物療法の臨床現場での施行責任や管理の役割を，看護師は担わされているといえます．

看護師には，薬物療法の効果や副作用を生活レベルで観察し，医師に処方のための情報提供を行う役割もあります．また，さまざまな場面で，患者本人や家族から薬物療法についての情報提供を求められます．患者から，「何の薬？薬以外の治療ではだめなの？　副作用は？…」と聞かれれば，「主治医に聞いて」と逃げるわけにはいかないこともあります．

薬物療法において心理教育のためのプログラムの運営にあたるのも，看護師であることが多いと思います．身体病の領域のように，医師が処方することは患者に受け入れられ，即，経口あるいは注射によって体内に取り込まれると想定するわけにはいかないのが，精神科領域の薬物療法です．薬物療法を受け入れてもらうことに苦労してきたことが，精神科の看護師が熱心に心理教育のコーディネイトにあたる動機となっているのではないかと思います．

このように看護師には，薬物療法をめぐる多くの役割がありますが，最もストレスが大きなものは拒薬への対応でしょう．抗精神病薬や抗うつ薬には，大なり小なり副作用があります．それに，鎮痛薬のように効果が明確に自覚できるわけでもありません．できれば薬物療法を終わりにしたいと患者が考えても，不思議ではありません．事実，多くの患者が服薬中断で再発して，初めて服薬継続を真剣に考えるようになります．入院中の明確な「のまない」という意思表示，あるいは地域生活での消極的な拒薬ともいえる「不規則な服薬」というケースもあります．このような拒薬などの薬物療法をめぐるシビアな局面にも看護師は立ちあい，患者とともに薬物療法について考えることを余儀なくされます.

看護師の主要な役割は，生活場面における援助です．本来，人はセルフケアを十全に行うことで自律した生活を送っています．その自律を促進するため，必要とされる援助ということに焦点を定め，精神科看護領域で最も普及しているアセスメントツールは，セルフケアアセスメントの枠組みです.

セルフケアアセスメントにあたっては，「空気，水，食物」「排泄」「体温と個人衛生」「活動と休息のバランス」「孤独とつきあい」「安全を保つ」の各セルフケア領域に，薬物療法の副作用が影響している可能性を見極めることを忘れてはなりません*1．向精神薬の副作用は，ときにセルフケア能力を奪い，生活の自律を妨げることがあるからです.

本稿では，薬物療法に影響を与える看護師の情報提供をめぐる問題について，看護師の担う役割に関連した課題を検討します.

*1 ページガイド
2章「1. セルフケア・アセスメントと薬物療法」(p.32)を参照.

医師への情報提供と看護師の不安

この事例は，筆者が部外者としてかかわっていたある病院での体験です．当時は，非定型抗精神病薬はリスペリドンが使われているだけで，多剤大量療法が一般的でした．病院には，統合失調感情障害と思われる初老の男性患者が入院していました．主治医は薬の調整に苦労していて，なかなか病状が安定せず，1年ほどの入院になっていました．それでも，やっと落ち着いてきたので，減薬しはじめました．まずレボメプロマジン 25mg 1錠を減らしました．一方，退院準備も減薬と並行して行われていたので，外泊や親族の面会も頻回でした.

減薬から数日が経過しました．その患者は面会者がもってきた食べ物やたばこを他の患者に配って回るなど，病棟ルールで禁じられていることを行い，若干，多動気味となってきました．受けもち看護師は，減薬で脱抑制的になっているのではないかと不安になり，主治医にかけあってレボメプロマジンの投与量を元に戻してしまいました.

患者は，初老とはいえ大柄な筋肉質の男性であり，病状悪化時は隔離室が使用されることもあったので，受けもち看護師は，精神運動興奮状態，隔離など対処の困難さを思い，不安が強くなったのだろうと思います.

この経緯をみていた筆者は，睡眠記録がないかどうかを病棟スタッフに尋ねました．患者の個人別には，整理されていませんでしたが，毎日の覚醒状態を記した夜間の巡視ノートがあることがわかったので，それから当該患者の睡眠を拾い出し，チェックしてみました.

患者の睡眠を直近から過去へと遡っていきますと，ほぼ連日，午前2時，5時に覚醒しているものの，その傾向には変化がありませんでした．睡眠パターンは変化していないと理解してよいように思われました．また，睡眠パターンが変化していないのですから，精神症状の悪化の兆候ではなくて，減薬による一種の離脱症状，一時的な不穏，焦燥状態とアセスメントするのが妥当なのではないかと考えられました．

その時点では主治医に「まだ，睡眠は悪化していませんから，減薬による一時的な落ち着きのなさだと思いますが，注意深く状態を把握していくことにします…」と，経過をみていくことを提案することでよかったのではないでしょうか．不安が頭をよぎるにしても，睡眠状態からすると，ここは今後の経過を見守ることでよいだろうと思われました．病状悪化の兆候か，一時的な病状変化か，判断は困難なこともありますが，それを判別する根拠として睡眠パターンを最も重視している筆者にはそう思えたのです．

「看護師の不安」をどう活かすか

不安は，状態悪化や副作用の初期兆候に気づくうえで，重要な看護師の感覚尺度ともいえます．暴力の兆候の予測でも，「自分自身の不安を無視しない」ことが重要だとされています．看護師は，自ら感じる不安を手がかりに，いまだ明白にはなっていない潜在しているリスクや兆候をとらえることができるのです．

しかし，本事例のように，看護師の過剰かもしれない不安が，医師の処方に影響を与えることもあります．場合によっては，隔離拘束へと発展することもあります．自らの不安が根拠のある妥当なものか，患者に必要というより自分の不安を解消するために指示を求めていることはないのかを確認することが大切です．不安は点検され，できれば裏づけを示すことが必要だと思います．

看護師は，自らの不安レベルが適切であるか，根拠のあるものかどうか，チェックするツールを必要としています．筆者にとっては，その一つが，睡眠パターンの把握です．短期的な病状把握には，睡眠パターンの把握は必須だと思います．病状悪化の初期兆候は，睡眠や食欲，あるいは活気のなさなどの非特異的な症状から推定するしかありません．そのなかでも，目に見える形で示せ，ある程度，客観性をもつのは睡眠しかないと思います．

さまざまな症状を評価するアセスメントツールが開発されています．それらも利用して看護師は自らの不安の裏づけを得て，処方に影響を与える情報を伝えていくことが望まれます．しかし，日常的に利用できるツールは少ないのではないかと思います．

夜間の状態の把握と情報の検討の重要性：睡眠導入薬によるパラドキシカル反応

夜間に患者がどのような状態であるかを把握しているのは看護師だけです．

当直医の巡回もありますが，「点」としての把握にすぎません．連続して夜間の状態を把握し，情報を次々伝えていくのは看護師です．睡眠をはじめ夜間の患者の動静の把握が，処方に決定的な意味をもつ場合もあります．

朝のミーティングで，夜間の患者の不穏，暴力などの状態が報告されることがあります．そのとき，注意して聞かなければならないのは，その問題が起こったのが就寝前薬の与薬前なのか，後なのかということです．

就寝前薬には，多くの場合ベンゾジアゼピン系の睡眠導入薬が処方されます．この薬で酩酊様になることもありますし，脱抑制的に働いて不穏，暴力などさまざまなトラブルが引き起こされることもあります．就寝前薬の与薬後に生じるこれらの問題は，いわゆるベンゾジアゼピン系の薬のパラドキシカル反応▶1として理解できることもありますので，薬との関係を検討する必要があります．以下に述べるような事例を経験して以来，そういう思いが頭を離れません[1)]．

▶1 パラドキシカル反応（奇異反応）
不安や緊張の緩和，鎮静，睡眠などを目的に投与した薬により，逆に興奮や焦燥感，攻撃性などの症状が生じること．

［事例］就寝前薬の影響

本事例は，20 歳代半ばの女性の統合失調症患者です．入院時は，不眠，退行，情動不安定で，要求が通らないと壁に頭をぶつけるなど，激しい行動が繰り返されました．入院から 3 年が経過しても，退行した子供っぽい言動は続いていました．特に夜間の不穏から暴力に至る行動が問題視されていました．不満げにあれこれ言い出し，そのうち泣きじゃくり，次第に不穏傾向となり，暴力沙汰となることが連夜のごとく繰り返されることもありました．

不穏状態が就寝前薬の与薬後に起こっているのではないかということになり，就寝前薬と不穏との関係が検討されました．翌朝，前夜の騒ぎのことを本人に聞いても，記憶はあいまいなようでした．これらのことは主治医に報告され，就寝前薬が減量されました．この処方変更で，夜間の不穏はやや改善しました．一方，頭痛，歯痛，便秘，胸やけ，かぜ症状などの身体的訴えが目立つようになってきました．

そして，1 年後，再び就寝前薬服用後の不穏が強まり，どう対処するのか問われる事態となりました．看護師の提案で，就寝前薬の与薬を中止し状態を観察することになりました．与薬していない日のほうがむしろ睡眠状態もよく，不機嫌さも目立たないことがわかりました．主治医は，看護師の提案を受け就寝前薬の処方を中止しました．

就寝前薬の中止後，夜間の不眠，不穏は改善していき，全体的に安定した精神状態となっていきました．夜間ほどではなかったのですが，ときにみられた日中の不穏もなくなり，昼夜逆転傾向も改善しました．作業療法へも積極的に参加し，集中して課題に取り組めるようになりました．就寝前薬をすべて中止したことが，症状改善のきっかけとなり，入院から 5 年目，退院調整が始まり

POINT
減薬の内容
【従来】
・フルニトラゼパム 6mg
・ブロチゾラム 0.75mg
・クロルプロマジン塩酸塩・プロメタジン塩酸塩・フェノバルビタール配合（ベゲタミン A®）2T
【減薬後】
・フルニトラゼパム 2mg
・ベゲタミン A® 1T

ました.

本事例からの学び

本事例では，看護師が的確な仮説を立てて患者の状態を把握し，看護チーム，主治医に情報が伝わることで薬物療法の見直しが行われています．夜間の患者の状態を把握しているのは看護師のみであり，その力量が薬物療法に大きく影響することを強調しておきたいと思います.

この事例を経験することで，病棟では就寝前薬の与薬時間を患者個別とすることにしました．それまでは全員・定時に与薬していましたが，一人一人の患者に対してこれから寝る体制に入るかどうかを確認して与薬することにしたのです．それに加えて，朝の申し送り時に夜間に問題行動があるとの報告があると，それが就寝前薬の与薬の前なのか，後なのかを確認するようになりました.

さらに，薬物療法が効果をあげていないと感じられたときには，漫然と与薬し続けるのではなく中止することで，劇的に状態の回復をみるといった別のケースの経験もしています[2].

患者への情報提供

治療は，医療者の説明を受け患者が理解し，同意を与えることによって成立することになっています．それでは，患者に提供しなければならない薬の情報とは何でしょうか．あるいは，患者，家族はどのようなことについて知りたいと思っているのでしょうか．患者から，実際に受けたことのある質問などを考慮すると，表1の14項目に答えを用意しておけば，まず十分だと思われます[3].

14項目のほとんどは，本書の内容に盛り込まれていますが，⑥と⑭については，アメリカ精神医学会，日本の精神医学講座担当者会議の統合失調症治療ガイドラインから要点を整理し，解説を加えておきます.

「⑥服用期間」について

「いつまで薬をのまなければいけないのか」「退院したら薬をやめたいが…」．この問いは，初発の統合失調症の患者からよく発せられますが，どう答えてよいか戸惑うことが多いのではないでしょうか．現在，この問いに答えるには，アメリカ精神医学会のガイドライン（統合失調症）[4] を参考にするしかないと思われます．日本の精神医学講座担当者会議の統合失調症治療ガイドライン[5] も，アメリカのガイドラインの引用に終始しています.

アメリカ精神医学会によるガイドライン「安定期における抗精神病薬の使用」の項は，表2のように再発と薬物療法の継続について述べています.

表 1　必要とされる薬についての情報

①薬剤名
②治療か症状のコントロールか
③効いている場合，効いていない場合の対処
④いつ，どのように服用するか—食前か食後か
⑤服用を忘れた場合はどうすればよいか
⑥服用期間
⑦患者にとって重大な副作用と，それらが出現した場合になすべきこと
⑧起こりうる副作用（運転中，仕事中など）と，用心すべきこと
⑨アルコールや他の薬物との相互作用
⑩薬価
⑪ジェネリック薬，同等価の他薬
⑫いつごろ薬の効果が出現すると期待できるか
⑬必要とされる検査の内容
⑭その薬物療法が症状軽減に無効だった場合の他の選択肢

（Susan C. Jenkins, et al. 井上令一，四宮慈子，監訳. 困ったときの精神科ポケットリファレンス. メディカル・サイエンス・インターナショナル；2002. p.29 を参照して作成）

表 2　アメリカ精神医学会によるガイドライン「安定期における抗精神病薬の使用」

- 服薬を継続していないと 1 年以内に 60〜70％の患者が再発し，2 年以内にはほぼ 90％が再発する
- 統合失調症，統合失調感情障害，統合失調症様障害では，薬物療法なしでは再発の危険性が非常に高い
- 初発での薬物療法で症状の寛解状態が 1 年続いた後の治療中断という選択肢もあるが，慎重なフォローアップを行い，症状再発時には抗精神病薬を再開するという条件が必要である．しかし，この，再発兆候に注意を払う間欠的標的療法は，薬物療法を継続している場合より再発が多い
- 薬物療法を中止する場合は，1 か月に 10％ずつ減薬していくといった段階的な方法で行う．そして，患者，家族に対しては再発の早期兆候に気づくための教育を行い，その兆候がみられた場合の対処について助言しておく
- すでに複数回の再発ないし 5 年以内に 2 度の再発がある場合は，服薬継続が望ましい

（佐藤光源ほか，監訳. 米国精神医学会治療ガイドラインコンペディアム. 医学書院；2006. p.269-271 より）

このガイドラインは，統合失調症は再発しやすい病気であり，薬物療法なしでは，そのリスクが高まるので，薬物療法の継続が望ましいということを強調しています．しかし，リスクは伴うが再発の早期兆候に気づき，対処できる体制が準備されていれば，服薬の中止も考えられるとしています．

なお，再発兆候には，睡眠障害，集中障害，食欲低下，抑うつ，思考障害，妄想的な考え，過活動などがありますが，「特に不眠が精神病エピソード再発の前兆としてみられやすく，陽性症状の増悪に先だって現れやすい」といわれています[5]．何度か再発を繰り返している場合には，周りの人たち，あるいは本人がその人固有の再発兆候に気づくこともあります．

「⑭その薬物療法が症状軽減に無効だった場合の他の選択肢」について

アメリカ精神医学会のガイドライン（統合失調症）では，約 10〜30％の患

者は抗精神病薬による治療にほとんど反応せず，さらに30％は不完全な反応しか示さないとしています．ここでいう治療抵抗性とは，少なくとも2種類の抗精神病薬を6週間以上投与したにもかかわらず，反応がほとんど，あるいはまったくないことと定義されています[5)]．

ある薬を処方して症状の改善がみられない場合には，他の薬に切り替えてみる，量は十分か，服薬は確実かなどの検討を行うことになります．日本でもクロザピン[＊2]が認可されましたので，治療抵抗性のある患者に対する使用が始まると思われます．しかし，顆粒球減少症，無顆粒球症などの副作用のモニターを，厳重かつ慎重に行いながらの使用ということになります．mECT（修正型電気けいれん療法）も薬物療法が奏功しなかった場合の選択肢の一つです．

＊2　ページガイド
1章「1．向精神薬とは：発見から現在の問題点まで」（p.2）を参照．

医療者の情報共有が不可欠

患者は，いろいろな場面で薬について問いを投げかけてきます．隔離室で，「何の薬？　どんな作用がある？　副作用は？…」と聞かれ，説明できないならのめないといわれることもあります．処方する医師，服薬指導にあたる薬剤師に限らず，作業療法士は作業場面で，精神保健福祉士は相談場面で，薬物療法についての情報提供を求められることになります．それぞれの職種で説明が異なると患者は混乱します．しかし，薬物療法についての情報提供を医師，薬剤師に集中させるのも現実的ではありません．

少なくとも，初回処方時には，医師，薬剤師，看護師が同席して説明を行い，主要な変更時にはやはり3者が同席するというように，薬物療法についてチーム内情報の共有が必要とされています．（吉浜文洋）

文献

1）新田厚子ほか．精神科薬物療法における看護の意義―就寝前薬中止で病状の改善した症例の経験から．日本精神科看護学会誌 1996；39：488-490.
2）吉浜文洋．看護師はこんなに困っていた．石岡　総，編．チームで変える！第2世代抗精神病薬による統合失調症治療．中山書店；2006．p.56-66.
3）Susan C. Jenkins, et al.．井上令一，四宮滋子，監訳．困ったときの精神科ポケットリファレンス．メディカル・サイエンス・インターナショナル；2002．p.29.
4）佐藤光源ほか，監訳．米国精神医学会治療ガイドラインコンペディアム．医学書院；2006．p.269-272.
5）精神医学講座担当者会議．統合失調症治療ガイドライン第2版．医学書院；2008．p.112-113.

4章

不適切な服薬・服薬中断の事例

1 「のみにくさ」から処方の変更に至った事例

POINT

服薬している主な精神科薬1日量(2回目の入院時)

【毎食前】
- 麻子仁丸 2.5g 3T × 3

【毎食後】
- バルプロ酸ナトリウム (デパケンR®) 200mg 4T×3
- カルバマゼピン (テグレトール®) 200mg 3T×3
- ゾテピン (ロシゾピロン®) 50mg 3T × 3
- ハロペリドール (ハロミドール®) 3mg 3T×3
- ビペリデン (アキリデン®) 1mg 6T × 3
- プロメタジン塩酸塩 (ヒベルナ®) 25mg 6T×3
- 酸化マグネシウム (マグミット®) 330mg 3T × 3

【就寝前】
- レボメプロマジン (ヒルナミン®) 5mg 2T
- ジアゼパム (セルシン®) 5mg 2T
- アキリデン® 1mg 1T
- ヒベルナ® 25mg 1T

① 編者のコメント

タツコさんは縁談がまとまったことにより緊密な対人関係が求められる事態となり，発病に至ったのかもしれません．入院後の看護師との関係性においても，「距離が近づくこと」に敏感だったためではないかと連想できます．対人関係に困難さを抱えていたのではないでしょうか．

患者基本情報

①仮名：タツコさん，②性別：女性，③年代：60 歳代，④疾患名：統合失調症，⑤過去の入院歴：30 歳ごろ，駅前で興奮し大声をあげているところを警察に保護され，初回入院．1 年間の入院治療を受け，自宅へ退院しました，⑥今回の入院：2 回目の入院で入院期間は 30 年間

入院までの経過

タツコさんは，父親を幼いころに病気で亡くし，母親と二人暮らしをしていました．中学校を卒業した後，飲食店や服飾店などで勤務し，30 歳ごろ，親の決めた相手との縁談がまとまりました[①]．すると，タツコさんは誰もいないのにつぶやいたり，ふらっと外へ出かけたきり帰ってこなかったりして，ついに駅前で大声をあげていたところを警察に保護され，初回入院になりました．

1 年間の入院治療の後，自宅へ退院し，再び母親と二人で暮らしましたが，服薬も通院もせず，母親と顔を合わせては口論を繰り返していました．退院して数週間後に「食事に毒が混ざっている」などの被害妄想がみられ，食事や睡眠をほとんどとらなくなりました．そして再び家をふらっと出て行き，警察に保護されて 2 回目の入院をすることになりました．

不適切な服薬が起きた状況と看護師の対応

入院直後のタツコさんは食事も服薬も拒み，看護師に血圧を測られることさえ，拒否しました．独語をしながら全裸になり，両手を振り回して他の患者に殴りかかることがあったため，保護室に入室することになりました．保護室に入ってからは看護師への拒否や暴力はみられませんでしたが，食事や服薬を勧めても「お腹がいっぱいなんです」などと拒みました．看護師は食事や薬を運び，少しでも食べるよう声をかけましたが，口をつけない場合は強く勧めず様子をみることにしていました．すると，タツコさんは翌日から食事や服薬を行うようになりました．

服薬を始めてからは独語や暴力がみられなくなったので，保護室を出ること

になりました．しかし，数日すると，「退院させて．させてくれなかったら薬はのみません」と言い始め，服薬しなくなると他の患者の話し声に「うるさい」と怒鳴って威嚇することも出てきました．主治医からは服薬の拒否が2回あったら，レボメプロマジン（ヒルナミン®）1アンプルの筋肉注射をするよう指示が出たため，看護師は「薬をのまないと注射をすることになりますよ」と説明するようにしました．タツコさんは渋々薬を口に入れ服薬することもありましたが，かたくなに拒み他の患者さんに「うるさい」「邪魔だからあっちへ行け」などと怒鳴り，実際に注射をされることもありました．

症状の悪化と，その後の看護師の対応

このような状況が長年続いたある日の食事時間，タツコさんは他の患者の話し声に「やかましい」と声をあげて，暴力を振るってしまいました．医師の診察の結果，保護室に入ることになると「帰らせてくれって言っただけなのに，先生は薬を増やすぞ，注射をするぞ，個室に入れるぞ，ばっかりじゃない！」と怒鳴り続けていました．看護師が食事や薬を運んでも「こんなもん毒じゃ，お前らがのんでみろ」などと言っていました．看護師が理由を尋ねても「毒や．毒をのみたくないのは当たり前やろ」と言うばかりで，服薬に応じようとしませんでした．

看護師は話し合い，タツコさんが「薬をのみたくない」と言ったときは，それを聞き入れて，後でうながすようにしました．すると，ときどき，看護師の声かけに応じて服薬する姿がみられるようになりました．そのため，看護師は「薬を規則的に服用できるようになること」を目標として，服薬の必要性を説明しつつ，服用が難しいときは少し時間をあけて，後でうながすという方法でアプローチしていきました．

タツコさんは，薬を8割以上服用するようになりましたが，拒薬が続くこともありました．そんなとき，看護師の一人が「この薬はつぶさないとだめよ」と言ったたつ子さんの言葉に気がつき，薬をのみにくいと感じているのではないかと考えました．処方内容を改めて確認してみると，錠剤の数が多いうえ，一つ一つの錠剤が大きいことがわかりました．そこで，看護師で話し合い，目標を「処方薬を服用すること」ではなく，「服薬していくうえでの困りごとを積極的に詳しく聞くこと」にしました．すると，「いっぺんにのむとのどにつかえるのよ」「この大きい薬がダメよ」など，薬ののみにくさについて話してくれました．それを聴いた看護師は，主治医に薬の内容や剤形を変更することはできないかを尋ね，少しずつですが，タツコさんの要望に合った処方内容に変えていきました．

現在の処方内容は，定型抗精神病薬と気分安定薬が多剤併用されていますが，タツコさんが指摘した「のみにくい錠剤」の多くは，副作用を軽減するた

POINT

前頁の「服薬している主な精神科薬1日量（2回目の入院時）」から「タツコさんの要望に合った処方」に変更した内容

【毎食前】
（従来）麻子仁丸
2.5g 3T × 3
↓
（変更後）処方中止．頓服薬へ

【毎食後】
（従来）デパケンR®
200mg 4T × 3
↓
（変更後）デパケンR®
200mg 3T × 3
※上記以外は変更なし

めの抗パーキンソン薬や緩下剤が占めていました．今後は，主治医と話し合いながら，副作用の少ない薬への変更や，副作用を軽減するための生活習慣の見直しなどを検討していく予定です．

本事例からの学び

●“のみたくない”という患者の思いを受け入れること

タツコさんの病状が急激に悪化し，他者への暴力がみられたときには，注射による薬物療法が用いられることもありました．しかし，興奮や暴力がみられないときにタツコさんが「薬をのみたくない」と言った場合，看護師は服薬を強く勧めることはなく，少し時間をおいてから薬を運んだり，他の看護師が薬をもっていったりするようにしました．

「薬をのまない」という本人の意思をいったん聞き入れたり，他の看護師が時間をずらしてかかわったりする行為は，「拒否」というメッセージで防衛線を張っているたつ子さんを脅かさないための工夫です．タツコさんは，このような対応の後，すすんで服薬してくれることもありました．このことは，タツコさんが，薬や私たち医療者に対して「安心」や「安全」を感じてくれた結果ではないかと考えられます．

●薬をめぐる“患者の言葉”に関心をもち続けること

目の前の症状悪化に振り回されると，私たち看護師は，少しでも早く適切な薬物療法を受けてほしいという思いから，「とにかく服薬を勧める，うながす」という方向に目を向けてしまうことがあります．しかし，その熱心なアプローチを拒まれると，無力感や患者への嫌悪感を抱いてしまうこともあります．

本事例では，服薬しなくなって日に日に調子を崩していくタツコさんに，何とか服薬してもらおうと「注射」という切り札を出したり，自分の意思で服薬してくれることを待ったりするなど，試行錯誤を繰り返しました．しかし，アプローチがうまくいかないと，苛立ちや無力さを感じ，タツコさんにかかわることを避けることもありました．

ところが，タツコさんのふとした一言に注目した看護師の気づきにより，「剤型や処方量による薬ののみにくさ」という新たな点を発見することができました．また，このことをきっかけに，タツコさんが薬の服用時に感じている困難さを具体的に話してくれるようになりました．そのため，タツコさんが少しでも服用しやすい薬に変更してもらうよう医師に打診したり，心配ごとに対して情報を提供したりするなど新たな援助方法が開始できました．タツコさんの要望のなかには「これとこれが怖いのよ」とか「これは先生がのまなくていいって言ってたわ」など，曖昧な内容のものもありましたが，私たちは，その一言一言に積極的に耳を傾け，不満や困りごとの原因を探る重要なヒントとして，活用するようにしています．

（赤江麻衣子）

編者のコメント

患者は病状が不安定であっても，落ち着いて話せる「とき」があると思います．その時期に「どのような働きかけを行うか」が，鍵になると思います．医療者は患者が拒薬していると説得などをして積極的にかかわりますが，問題のないときにはついかかわりが薄くなってしまうことがあるのではないでしょうか．

本事例では服薬，退院をめぐる押し問答が繰り返され，医療者と患者が心を許す関係になるまでに時間がかかったのだろうと思いました．そのようななか，拒薬があっても強引な対応，脅かす言動はできるだけしないという看護師の柔軟な姿勢から関係が改善していったように思えます．そして，処方薬についても錠剤数が多いこと，形が大きくてのみづらいことを素直に言える関係になっていったのでしょう．信頼関係ができたことで，「剤形の変更」から「規則的な服薬」という良循環が形成されたのだと思います．それにしても，患者は「関係のなかで服薬する」のだとあらためて考えさせられました．

2 強い眠気の副作用により生活リズムが崩れた事例

POINT

服薬している主な精神科薬1日量

【朝食後・夕食後】

- リスペリドン（リスパダール®）1mg 2T × 2
- アルプラゾラム(ワイパックス®)0.5mg 2T × 2
- トリヘキシフェニジル塩酸塩（アーテン®）2mg 2T × 2
- リスパダール®2mg 2T × 2
- ゾルピデム酒石酸塩（マイスリー®）5mg 1T × 2

【就寝前】

- フルニトラゼパム（サイレース®)2mg 1T

【不眠時頓服用】

- クロルプロマジン塩酸塩・プロメタジン塩酸塩・フェノバルビタール配合(ベゲタミンB®)1T

患者基本情報

①仮名：リナさん，②性別：女性，③年代：30 歳代，④疾患名：統合失調症，⑤過去の入院歴：20 歳代に職場での人間関係にストレスを感じ，注察妄想や幻聴が出現したため，初回入院となりました．退院を強く希望したため 1 か月ほどで退院しました．その後，服薬・通院を中断，幻聴や不眠などの症状がみられたため 2 回目の入院をし，約 3 か月で退院しました，⑥現在の状況：2 回目の入院を終え，外来通院中

入院までの経過

リナさんは一人っ子で，両親を病気で亡くしているため，祖母に育てられました．高校卒業後，理髪店で 5 年ほど働きましたが，職場の人間関係にストレスを感じ，退職しました．そのころから，「誰かに見張られている」「悪口を言われている」と言って自宅に引きこもるようになったため，祖母に連れられて精神科病院を受診，初めての入院になりました．

入院後は抗精神病薬を服用し，幻聴は消えました．リナさんが退院を強く希望したため，金銭管理や洗濯・更衣などが自分で行えない状態のまま，約 1 か月後に退院しました．退院後，祖母に生活の世話をしてもらっていましたが，服薬はせず，通院も中断してしまいました．その結果，眠れない，悪口が聞こえるなどの症状が出て，リナさんの希望で再び入院することになりました．

不適切な服薬が起きた状況，対応，その後

2 回目の入院中，祖母が体調を崩したため，退院をしたらリナさんは自宅で一人暮らしをすることになりました．担当看護師は，前回の退院後の生活や通院が中断した経験を踏まえて，リナさん，担当看護師，訪問看護師で話し合いをし，リナさんが一人で生活していくために，入院中から退院後に必要な支援を検討しました．その結果，訪問看護師とホームヘルパーが，掃除や服薬状況の定期的なチェック，金銭管理を中心に援助していくことになりました．

入院から 3 か月後に退院し，訪問看護師やホームヘルパーの援助を受けなが

ら通院も続けていましたが，診察の際に「眠れない」「途中で目が覚める」という訴えが多く聞かれました①．そのため，就寝薬としてベゲタミンB®1錠が追加で処方され，頓服薬としてもベゲタミンB®が処方されました．すると，今度は朝起きられなくなり，昼間も眠いという状況が続くようになりました．受診時間に大幅に遅れてきたり，「寝つきが悪いので頓服薬をのむのですけど，そうすると朝起きられなくって」と話したりしていました．また，「声（幻聴）が聞こえそうで怖い」「薬をまとめてのんでもいいですか」などと，たびたび外来に電話をかけてくるようになりました．電話での相談を受けた外来看護師は，リナさんが来院したときに時間をとって，服薬の仕方や困りごとについて話を詳しく聞くことにしました．すると「寝つきがとにかく悪くて不安です」「朝起きられないと，朝の薬を夕方にのんで，夕方の薬を夜にのんで，寝る前の薬を夜中にのむこともあるんです」と言い，さらに，服薬し忘れた薬を大量に自宅で保管しており，のみ残しが出ていることが明らかになりました②．

外来看護師は，まずリナさんの生活リズムを立て直す必要がある考え，ホームヘルパーや訪問看護師に情報を伝え，話し合いました．結果，毎朝ホームヘルパーがリナさんを起こしに行き，服薬するのを見守ることになりました．リナさんは，ときどき寝坊して受診時間に遅れることもありますが，薬はきちんと服薬しており，寝つきの悪さや心配ごとで外来に電話をしてくることもほとんどなくなりました．

①編者のコメント

不眠には入眠困難，中途覚醒，早朝覚醒，熟眠困難などがあります．患者から不眠を訴えられた場合は，これらを区別して薬の調整をする必要があります．

②編者のコメント

外来看護師がリナさんから聞いた話では，①指定された時間どおりでない不規則な服薬，②のみ忘れた薬をため込んでいる，この2つの問題が明らかになっています．事前に，時間どおりに服薬できなかった場合にどうするのか，のみ忘れた場合の対処方法についてリナさんに伝えておく必要があったと思われます．

本事例からの学び

処方薬の変更による効果，生活面への影響をアセスメントする

退院後のリナさんは，生活環境の変化からか，眠れないことをしきりに訴えたため，主治医は就寝薬を増量し，頓服薬も作用の強いものに変更しました．しかし，リナさんの睡眠状況はなかなか改善されず，ますます朝起きられずに就寝時刻が遅くなり生活リズムが乱れてしまいました．

処方薬の変更時には，症状への効果や副作用などによる患者のセルフケアへの影響についてアセスメントすることが大切ですが，本事例では不足していたと考えられます．アセスメントを十分に行うためには，処方された薬の効果だけでなく，用法・用量，効果の有無を判定するまでに必要な期間，特に注意すべき副作用などについての知識が必要になります．

患者の症状や困りごとを正確に医師に伝える

今回リナさんに追加処方された睡眠薬は中時間作用型で効果が比較的長く続くものでしたが，リナさんは看護師に「寝つきが悪くて頓服薬をのんでいる」と話していました．しかし，主治医の診察記録をみると，リナさんは「眠れない」「夜中に目が覚める」と話していたと記されているだけで頓服薬についてはふれられていませんでした．

看護師は，診察前に患者の心配ごとを詳しく聴くことができる貴重な役割を担っています．本事例でも聴いた情報を迅速かつ正確に医師に伝えていれば，より効果的な薬物療法の支援が可能になったと考えられます．

●地域で暮らす人々を支えるための情報収集

リナさんは，初回退院後の通院や服薬を中断していたことから，2度目の入院時の担当看護師は規則正しい服薬が再発予防につながることを何度も説明していました③．また，退院前には，訪問看護師などとカンファレンスを開き，退院後きちんと服薬できているか確認してもらうようにしました．しかし，実際に地域で生活を始めると，リナさんの症状は変化し，処方内容の変更も影響してか，生活リズムが乱れ，薬の時間をずらしてのみ，のみ残しが出るようになっていました．

地域で生活している患者の場合，1日の生活を細かく把握することは容易ではありません④．退院後の患者をケアする外来看護師や訪問看護師は，患者の生活時間のごく一部にしかかかわることができないからです．地域で暮らす患者を支援するためには，入院中のように四六時中かかわり続けるのではなく，「地域に住む人としての膨大な日常時間や空間を点で支える」[1)]という新たな援助の仕方が必要になってきます．そして，直接ケアをする短い時間に，患者のニーズに応えていくためには，きめ細やかな情報収集が必要と考えられます．

本事例では，受診時間に遅刻したり，病院に電話をかけてきたりすることが多くなったリナさんのことを心配した外来看護師が，約20分の面接を2回行い，詳しく話を聴いたことで，生活リズムの乱れによる服薬状況が明らかになりました．患者の服薬支援には，服薬できているかどうかの確認だけでなく，患者の症状・処方・生活などを含んだ包括的な情報収集の必要性を学ぶことができました．

（赤江麻衣子）

③編者のコメント

本事例では，入院中に行っていた服薬支援が退院後の服薬継続につながっていません．では，どのような支援（心理教育など）がリナさんにとって必要だったのでしょうか？ 4章「10．外泊での“失敗”が退院後の服薬自己管理につながった事例」（p.112）が参考になると思います．

④編者のコメント

地域で生活する単身者への支援は，作業所やデイケアなど日中活動の場での状態把握，必要な援助の提供ができる訪問系のサービスなどにより，「面」とはいかなくとも「線」くらいには展開できるのではないでしょうか．

編者のコメント

患者の「眠れない」という訴えの原因を，就寝前薬の種類，量の問題ととらえたために不規則な服薬になっていったと思われます．服薬する時間や間隔，1日の生活リズムと服薬がどのような関係になっているかという包括的な視点でみていく必要があったのではないかと思いました．

本人はしっかりと服薬しなければならないという気持ちはあったのですから，退院後はどこで失敗しやすいかが想定できていれば，それに沿った心理教育を行うことで今回のような事態は回避できたと思います．

◆文献

1）萱間真美．してはいけない「無神経な出前」―精神科訪問看護活動を中心に―．精神科臨床サービス 2005；5（3）：361-365.

3 薬物療法への否定的な考えから服薬を中断，再入院を繰り返した事例

患者基本情報

①仮名：カナエさん，②性別：女性，③年代：40 歳代，④疾患名：統合失調症，⑤過去の入院歴：30 歳代のとき，注察妄想により家を飛び出したため，母親につき添われて精神科を受診，初回入院になりました．しかし，退院後まもなく服薬を中断し，以後，治療途中で退院することになり，その後，入退院を繰り返しています，⑥現在の状況：4 回目の入院後，退院して外来通院中

不適切な服薬が起きた状況，対応，その後

初回入院時の経過

カナエさんは裕福な家庭で生まれ育ち，両親と兄の 4 人で暮らしていました．短大在学時には留学経験もあり，卒業後は保母として働いていました．30 歳になったころ，当時交際していた男性から別れをきり出され，大きなショックを受けたそうですが，そのことを誰にも相談できずにいました．そして眠れなくなり，食事ものどを通らず，次第に「誰かに見られている」「盗聴器がしかけられている」と感じるようになり，怖くなって家を飛び出し，初回入院となりました．

入院 2 日目，昏迷がみられましたがハロペリドール（セレネース®）を点滴すると速やかに改善しました．翌日から経口薬の服用をうながすと，特に説明を求めることなく服用しました．入院して 1 週間経つと，「早く家に帰りたいです」「見られている感覚もありません」と言い，家族も「病院に長くいるとストレスで悪くなりそうなので…」と退院を希望し，自宅に帰りました．

しかし，退院直後からカナエさんは，母親に「薬をのむと太る」「動作が鈍くなる」と話し，服薬を拒むようになりました．母親も薬を無理に勧めることはしませんでした．その数日後，カナエさんは，家からふらっといなくなり，警察に保護される事態になり，2 回目の入院となりました．

2 回目の入院

入院の翌日には精神症状が落ち着きましたが，薬をうながすと「ちょっと様子をみさせてください．緑のなかですごせばよくなると思うんです」と話し，

POINT

服薬している主な精神科薬 1 日量（初回入院中）

【毎食後】
- ハロペリドール（セレネース®）2mg 1T×3
- トリヘキシフェニジル塩酸塩（アーテン®）2mg 1T×3
- マーズレン® 0.5 g 1T×3

【就寝前】
- エチゾラム（デパス®）1mg 1T
- 塩酸チオリダジン（メレリル®）10mg 1T
- ピコスルファートナトリウム水和物（ピコベン®）1T
- ジスチグミン臭化物（ウブレチド®）5mg 0.5T

※注射や臨時投与はあったが，ほぼ変更なし

服薬している主な精神科薬 1 日量（2〜4 回目の入院中）

【朝食後】
- ロラゼパム（ワイパックス®）1mg 1T
- リスペリドン（リスパダール®）内用液 2mL

【昼食後】
- ワイパックス® 1mg 1T

【夕食後】
- ワイパックス® 1mg 1T
- リスパダール® 内用液 2mL

【就寝前】
- フルニトラゼパム（サイレース®）2mg 1T
- デパス® 0.5mg 1T

※注射や臨時投与はあったが，ほぼ変更なし

服薬を拒みました．しかし，看護師が「家に帰るためには服薬が必要ですよ」と説明し，薬を勧めると，服薬の拒否は徐々に減りました．

一方，カナエさんの母親もまた，カナエさんに服薬を勧めることに消極的でした．担当看護師は母親に，薬物療法の効果と服薬継続の必要性についての説明を行いました．はじめ，「本人の言うように自然のなかですごしたらよくなると思います」と話していた母親も，娘の症状について尋ねると，涙を流しながら「本当にやさしい子だったのに，今は昔と全然違うんです．元の生活に戻れるのかどうか…」と語り始めました．看護師は，母親の話をひととおり聴き，「元の生活に少しでも近づくのを助けるのが薬ですよ」と声をかけ，母親に服薬を見守るよう依頼しました．すると，母親は「頑張ってみます」と承諾してくれました．

退院後は，母親が薬を管理し，毎食後にカナエさんに渡して服薬を確認していましたが，きちんと服用していたため，薬の管理をカナエさんに任せることにしました．しかし，カナエさんは服薬をするふりをして，後でトイレに吐き出していたのです．薬を自己管理するようになってからは一切服薬しなくなり，服薬中断から数日後に家を飛び出し，再び入院することになりました①．

● 3回目の入院

カナエさんは，入院直後から「今度こそ，きちんと薬をのまなくちゃダメですね」と話し，自分から薬を取りに来て服薬していました．そのため，看護師は入院中から服薬自己管理の練習をすることを提案し，毎朝その日に服用する薬をカナエさんに手渡すことにしました．また，看護師の前で服薬することをお願いし，薬を口に入れた後もカナエさんの行動を見守っていました．のみ忘れやのみ間違いはなく，外泊時にも服薬を続けることができたため，1か月後に退院となりました．

退院後，カナエさんは薬の自己管理を続けていましたが，「調子がいい」と判断したときは薬を抜き，そのうちまったく服薬しなくなりました．家族に「物がなくなった」「いろんな人が家に入ってくる」などと話し，それを否定すると怒鳴ったり，暴力を振るったりするようになり，4回目の入院になりました②．

● 4回目の入院

カナエさんは「きちんと薬をのみます」と話し，拒否せず服薬できていました．看護師は入院初期から，「自宅で生活をする」というカナエさんの希望をかなえるためには処方どおり服薬する必要があることを繰り返し話しました．カナエさんは看護師の話を聞き，「そうですね．そうします」と話すものの，「調子が悪くなったら，薬が増えるのでしょうか」などと疑問や不安を口にしていました．また，眠れないことやいらいらすることがあっても，「先生に言わないでくださいね，薬が増えるから」と話していました．

①編者のコメント

初回入院の期間は1週間で，退院数日後に病状が再燃して2回目の入院となっています．そして，時間を空けずに3回目の入院…．これまでの3回の失敗をどう評価しているのか，考えさせられました．

②編者のコメント

母親は2回目の入院中に，化学療法に不信感があり代替療法に関心があるような話をしましたが，看護師の話で薬物療法の必要性を理解します．しかし，カナエさんはその後も，拒薬をしたり自己調整でうまくいかなかったりして，病状が再燃し4回目の入院となっています．このことから，カナエさんの薬に対する認識が変わっていないことがわかります．

POINT

服薬している主な精神科薬1日量（4回目の入院途中～退院時）

【朝食後】
- ワイパックス® 1mg 1T
- リスパダール®内用液 1mL

【就寝薬】
- リスパダール®内用液 3mL
- サイレース® 2mg 1T
- デパス® 0.5mg 1T

看護師は，カナエさんが薬に対して否定的な考えをもっていると考え，カナエさんの服薬への思いや心配ごとを聴くようにしました．すると「薬をのむと体がだるい．のまないほうが楽に感じる」と話したため，主治医に相談し，薬の量や種類を調節してもらいました．カナエさんは，「この量ならのめるように思います」と話し，「今度は絶対やめません」と看護師に約束しました．

その後，カナエさんは服薬の自己管理を始め，外泊中にものみ忘れやのみ間違いなく服薬することができ，自宅へ退院しました．退院後，外来通院しているカナエさんは3年経った今でも，服薬を続けています．

本事例からの学び

家族の理解と協力を得ること

カナエさんは初回の入院時から薬の副作用を心配し，自分の健康のためには緑豊かな自然のなかで療養することが一番だと考えていました．さらに，自然治癒力やハーブティーの効果などについて強い関心をもっており，薬を用いることに抵抗を感じていました．薬への否定的な考えは，家庭環境や海外での生活経験などが影響していると考えられました．母親もまた，木綿の洋服を好み，自然食などにこだわりをもっていたからです．

このように，これまでの生活のなかで長年かけて形成された「薬への否定的なイメージ」を払拭するのは容易なことではありません．そのため，患者本人に理解を求めることだけでなく，患者の服薬行動を支援する家族の協力が不可欠だと考えられます．

今回，カナエさんとその家族は訪問看護の導入を拒んだため，退院後のカナエさんの服薬を見守り，手助けできる1番の支援者は1日の多くを一緒にすごす母親でした．そこで，看護師は母親と面接する機会をつくり，娘への思いを聴いたうえで，服薬の効果と継続の必要性について説明しました．このかかわりをきっかけに，看護師と母親の関係性が築けはじめ，母親は退院後の服薬支援に協力してくれることになりました．

その後もカナエさんの服薬中断は繰り返されましたが，母親の協力は自宅での服薬をスタートさせる大切なきっかけになったと考えられます．

患者の服薬に対する思いを理解すること

抗精神病薬による薬物療法は効果を実感しにくく，副作用のなかには生活に支障をきたすものもあり，患者にとっては受け入れ難いものであると考えられます．

カナエさんは入院生活で「太る」「だるくなる」などの副作用を心配しながらも，家に帰りたいという一心で服薬していたものと考えられます．そのため，退院するとまもなく服薬をやめてしまいました．

POINT

服薬している主な精神科薬1日量（外来通院中）

【朝食後】
- リスパダール®内用液 1mL×3

【就寝前】
- リスパダール®内用液 1mL
- サイレース® 2mg 1T
- ゾルピデム酒石酸塩（マイスリー®）5mg 2T

※リスペリドンを減量したところ，寝つきが悪く朝起きられないとの話があったため変更になった

このようなケースで大切なのは，看護師が知識や考えを伝えるだけではなく，患者自身の考えを打ち明けられるような関係性を築くことだと考えられます．抗精神病薬の副作用による苦痛は実際に経験しないとわかりません．しかし，花岡ら[1]が述べるように，患者の“服薬のしんどさ”を理解し，かかわり続けることは，看護者−患者間の信頼関係を結ぶうえでとても大切と考えられます．

患者の受け入れられる処方を実現すること

カナエさんは4回目の退院後，現在まで3年にわたり通院や服薬を中断することなく地域で生活を続けています．4回目の入院で看護師は，カナエさんに服薬するうえでの困りごとを尋ね，「薬をのむと体がだるい．薬をのまないほうが楽に感じる」という話を聞くことができました．看護師は主治医に相談し，眠気が出やすい薬は「寝る前」にし，薬を整理して昼食・夕食後の分は服用しなくてもよいことになりました．

このように，抱いている苦痛を少しでも和らげ，安心して服用できる用法・用量に変わったことは，カナエさんが服薬を継続している一つの要因ではないかと考えられます．処方を変更したのは医師ですが，カナエさんの苦痛を汲み取り，医師にそれを伝えるという看護師の行為がなければ，処方の変更は実現しなかったかもしれません．看護師は，患者の希望に沿った薬物療法を実現するための大切な調整役を担っているのです．

（赤江麻衣子）

編者のコメント

本事例では家族の理解が得られているものの，3回目の入院で行われたような服薬支援が退院後の適切な服薬に結びついていません．

信頼関係が形成されたためにカナエさんが副作用について話したのか，カナエさんが話した「服薬のしんどさ」に看護師が耳を傾け理解したために信頼関係が生まれたのか，ともかくカナエさんが本音を言えるようになって初めて拒薬の理由が明確になり，処方の工夫にも結びついたといえます．

カナエさんと看護師が信頼関係をつくるのに4回の入院と，カナエさんが薬物療法の必要性を理解するために地域生活で失敗することが必要だったのかもしれません．失敗の経験が活かされて次のステップにつながっているように思えました．

文献

1）花岡久美子ほか．医師・薬剤師・看護者の信頼関係が服薬を支える．精神科看護 2002；29（2）：19-23.

4 幻聴への苦痛から過量服薬に至った事例

患者基本情報

①仮名：アツシさん，②性別：男性，③年代：20 歳代，④疾患名：統合失調症，⑤過去の入院歴：高校生のころからののしるような幻聴が聞こえるようになり，大学進学後にひどくなって大声をあげるようになったため，入院することになりました，⑥今回の入院：3 回目の入院で，入院 1 週間目

入院までの経過

アツシさんは，母親と妹の3人でアパートに暮らしていました．優しくて母親思いの，おとなしい性格です．高校生のころにいじめにあい，のしられるような友人の声（幻聴）が聞こえるようになったそうです．大学に進学し，いじめられていた同級生とは離れましたが，幻聴が治まることはなく，ますますひどくなり，ついには大声をあげるようになったため，母親に連れられて精神科を受診，入院することになりました．

初回入院ではリスペリドン（リスパダール®）内用液が処方されましたが，「水薬は嫌です」「昼間でも眠い」という訴えが聞かれたことから散剤に変更となり，その後「幻聴がましになった」という言葉が聞かれたため，減量されました．3 週間の入院後，退院することになったアツシさんは「ちゃんとのめるかな」と話していましたが，母親が服薬管理を手伝ってくれるということで，自宅へ退院しました．

退院後，母親と通院していたアツシさんは，診察のたびに，「薬が切れると幻聴が聞こえてきます」「薬をもうちょっと増やしてください」と話していました．主治医は処方薬を増量し様子をみていましたが，幻聴の訴えは増す一方でした．ある日，大声をあげ，家で物を投げるようになったため，2 回目の入院となりました．

入院してから処方薬のスイッチングが始まりましたが，2 週間ほど経ち，アツシさんが「入院したら幻聴がとまりました．退院します」と言うため，スイッチング途中で退院になりました．

退院後，アツシさんは「調子がいい」と話していましたが，しばらくすると

POINT

服薬している主な精神科薬 1 日量

【毎食後】
- ペロスピロン塩酸塩（ルーラン®）8mg 6T × 3
- バルプロ酸ナトリウム（デパケンR®）200mg 3T × 3
- カルバマゼピン（テグレトール®）200mg 3T × 3
- ジアゼパム（セルシン®）錠 5mg 3T × 3
- プロメタジン塩酸塩（ヒベルナ®）5mg 3T × 3

【就寝前】
- ロラゼパム（ワイパックス®）1mg 1T
- レボメプロマジン（レボトミン®）25mg 1T

【幻聴がひどい際の頓服薬（1 日 2 回まで）】
- クロキサゾラム（セパゾン®）2mg 1T
- ハロペリドール（セレネース®）3mg 1T

「薬が切れると幻聴が聞こえる」「死ねと言ってくる」と訴えるようになりました．主治医は薬のスイッチングを継続し，新しい薬を積極的に増量しましたが，診察のたびに同じ訴えを繰り返すので，処方薬の量は次第に増えていきました①．

①編者のコメント

外来で非定型抗精神病薬へのスイッチングを行うとなると，不穏，興奮などがみられたことから，バルプロ酸ナトリウム，カルバマゼピンなど気分安定薬を追加することになるのでしょうか？　入院と違い，外来では「症状を薬で抑えるしかない」ということになりがちになるように思います．カルバマゼピンは薬理学的総合作用で，ハロペリドールの血中濃度を下げるという現象がみられます．幻聴を抑えるという目的の頓服薬として，ハロペリドール本来の効能を発揮できなかった可能性はないのでしょうか？

不適切な服薬が起きたときの状況と看護師の対応

ある日の昼ごろ，アツシさん本人から外来に電話があり「薬が切れて，幻聴が聞こえそうなので，頓服薬をもう一度のんでもいいですか？」という相談がありました．電話を受けた看護師が「頓服薬は何回のんだのですか？　お昼の薬はのみましたか？」と尋ねると，アツシさんは「頓服薬は朝のうちに2回のみました．お昼の薬もさっきのみました」と答えました．そこで看護師は，「お昼の薬をのんでからあまり時間が経っていないようなので，効果が出るまで待ってみましょう」と提案し，さらに指示以上の薬をのむことは危険であることを伝えました．アツシさんは腑に落ちない様子で「はあ」とため息をついていました．看護師は，幻聴を抑えるために他にできることはないか，アツシさんと話し合おうとしました．しかし，アツシさんは小さな声で「特にありません」と答え，電話を切ってしまいました．

翌日，母親に連れられて病院にやってきたアツシさんは，呂律がまわらず少しふらつきながら「看護師さんに言われて我慢しようと思ったんですけどね，薬をのまないと“死ね，死ね”って言われるんですよ」と話しました②．アツシさんは看護師に電話をしてからしばらくして夕食後の薬を服用し，その後，就寝前薬を服用したものの眠れず，夕食後と就寝前の薬を2日分以上と頓服薬3回分を一晩のうちに服用していたことがわかりました．診察の結果，身体状態の精査と内服薬の調整を目的にして3回目の入院に至りました．

②編者のコメント

3回目の入院直前は眠れないほどの激しい幻聴がみられています．アツシさんは病状が悪化し，服薬以外の対処法がなかったのでしょう．幻聴による不安から逃れるため，次々と服薬してしまったのだと思います．

担当看護師は，アツシさんが薬の副作用や過量服薬の危険性をどの程度知っているのか確かめようと「今，のんでいる薬の効果と副作用について誰かから説明を受けたことがありますか？」と尋ねました．すると，服用している薬の副作用どころか，薬の名前や効果すら知りませんでした．

現在，アツシさんの精神や身体の状態が安定してきたため，看護師はアツシさんに処方内容と薬の効果の特徴，副作用について少しずつ説明を始めています．

本事例からの学び

退院後の症状悪化への対処

本事例の初回・2回目の入院では閉鎖病棟に入院した後，すぐに幻聴が軽減し，入院は短期間（数週間）でした．しかし退院後，処方された薬をきちんと服用していたにもかかわらず「幻聴がひどくなる」と訴え，薬の増量を要求していました．

閉鎖病棟は多かれ少なかれ行動が制限される環境ですが，一方で外部の刺激から患者を守るという重要な機能をもっています[3]．たとえば，主治医や看護師が寄り添い，保護的にかかわることで患者は「守られている」という安心感を抱き，不安によって増強していた症状が和らぐなどです．

しかし，入院治療を終えると発病した環境のままの生活空間に戻る場合が多いと考えられます．患者がよりどころのない孤独と不安を感じたとき，その解消を求めて大量に，あるいは頻繁に薬の使用に走る[1]ことがあるといわれています．アツシさんは母親と妹との3人暮らしですが，母親は昼間，仕事に行き，まだ学生である妹との会話はほとんどないようで，孤独を感じていたことも考えられます．本事例でも入院中から退院後にすごす環境を見据え，症状悪化の原因となりそうなことについて話し合い，苦痛を和らげる手立てや利用できる社会資源を準備しておく必要があったと考えます．

入院の短期化と地域医療との連携

外来看護師は，アツシさんが2回入院していることや，「薬を増やしてほしい」「薬が切れると幻聴がひどくなる」といった訴えを頻繁にしていたことから，薬についての知識はある程度もっているだろうと考えていました．しかし，3回目の入院時に確認してみると，薬の名前や種類，副作用についてほとんど何も知りませんでした．

入院期間の短期化が進むなかで，入院中に薬物療法に関する話を十分に行うことは難しくなってきています．そのため，病棟と外来，地域サービス提供者のあいだで情報を共有し，継続的な服薬支援を行うことが不可欠と考えられます．今後は，これまで病棟で行っていた服薬支援の一部を，地域で担っていく必要があるでしょう．そのため，外来や訪問看護師には，心理教育や薬物療法に関する情報提供を充実させていく知識やスキルが求められると考えられます．

（赤江麻衣子）

編者のコメント

本事例では入院期間が短く，初回入院が3週間，2回目の入院は2週間です．短期入院が増加している近年の救急・急性期系病棟では，本事例のように十分な薬の調整が行われないまま退院となるケースも多いと思います．

幻覚，妄想などが活発な急性期や回復初期に，外来で薬の調整を行うことはさまざまな困難が伴います．十分に病状や副作用の把握ができませんし，服薬状況についても同様のことがいえます．しかし，デイケアなどに通ってもらえれば病状，服薬などの把握ができます．今後，急性期治療を引き継ぐ方法として，デイケアや訪問看護など精神科リハビリテーションサービスを積極的に活用するよう心がけましょう．

文献

1) 澤田法英．多剤大量処方における治療者・患者の心理とその対処方針．臨床精神薬理 2005；8（2）：163-169.

③編者のコメント

閉鎖病棟は，行動の自由と引き換えに保護を提供されている場ともいえます．一方で，過干渉，攻撃，巻き込まれなど，病状悪化の要因となる「高感情表出」といわれる現象が起こることもあります．また，病棟と家庭の対人的な環境まで考慮して薬の調整を行うには，十分な情報提供がないと困難だと思います．さらに，スイッチングによる不穏や症状賦活的な側面まで薬のみを頼りにコントロールしようとすると，薬物療法はさらに複雑になるでしょう．

5 昏迷状態に陥り服薬に拒否を示す統合失調症患者の事例

POINT

服薬している主な精神科薬1日量
【毎食後】
・リスペリドン（リスパダール®）内用液 1mL

患者基本情報

①仮名：タケシさん，②性別：男性，③年代：20歳代，④疾患名：統合失調症，⑤過去の入院歴：九州出身で2人の姉が関西に在住しており，高校卒業後，関西の専門学校に入学するため長姉夫婦と同居しました．関西に来て1か月経ったころに「私は神だ」「ごめんなさい」などの発言があり，姉とも会話できなくなりました．「姉の夫から包丁で刺されて殺される」という妄想にとらわれマンションから飛び降り救急搬送されました．整形外科で治療を受け完治し退院しましたが，精神科で統合失調症と診断され通院し，薬物療法を受けていました，⑥今回の入院：2回目の入院で，入院3か月目

2回目の入院までの経過

退院後は次姉と同居し，専門学校を中退しました．21歳のときに住み込みでアルバイトを始めたころから，「身体の調子がよくなった」と自分で判断し，通院や服薬を中断しました．

翌年，姉に幻聴があることを話した数日後，自宅で朝からあぐらをかいたまま動かなくなりました．その後，何もないのに「違う違う」「ちゃんとせなあかん」などの独語がみられました．姉が受診を勧めると同意したものの，その直後にしゃがみ込み，呼びかけにも反応しなくなりました．そのため救急車で運ばれ医療保護入院となりました．

入院してからは臥床し，活動がない状態が続きました．ときどき，また独語があり，首を上下に振る行動がみられました．看護師から話しかけても反応はなく，いつも両手で眼を覆っていました．面会時，姉にアイマスクを持参してもらって，それからほとんどの時間，アイマスクを着用し，食事やトイレのときにも外さなくなりました．

不適切な服薬が起きた状況，対応，その後

薬の説明を行うが，服薬させていたのは看護師（入院3～5日目）

入院3日目から薬物療法が開始されました．服薬前に「この薬はあなたが現

在体験している頭のなかの忙しさや騒がしさを楽にしてくれる薬です」「現在体験していることが続くと心身ともにまいってしまうので，今は薬の力を利用しませんか」など薬の効果や必要性を説明しましたが，タケシさんは反応を示しませんでした．看護師が口腔内に薬を入れると服用することもありましたが，ほとんど吐き出していました．

このようなタケシさんに対してカンファレンスを行い看護の方向性を検討しました．タケシさんが昏迷状態に陥った原因の一つとして，服薬を中断したために自我の機能が弱くなり，外からの刺激に適応することができず，入院の数日前から幻聴が現れ，現在も幻聴に支配され薬を吐き出すという行動につながっていると考えられました．そのことから強制的な介入は治療への抵抗が増すと予測されたため，服薬するか否かをタケシさんが選択できるよう援助することになりました．

タケシさんに服薬の選択を委ねる（入院 6〜8日目）

入院6日目に薬の説明をカンファレンス前と同じように行いましたが，タケシさんの反応はありませんでした．そのため，リスパダール® 1mL を手渡し「服薬するか否かはあなたに任せます」と服薬を選択できるようにしました．直後は薬をもったまま動きませんでしたが，しばらくして自ら口に含み服用しました．入院7日目以降も同じ援助を続けました．説明に反応を示すことはありませんでしたが，薬を吐き出すことはなくなりました．

入院8日目にアイマスクを自分で外し「ここに何日いてるんですか，担架で運ばれたときのことは覚えているんですけど，後はところどころ…．家族とは会えないんですか」と話しました．この日以降，意思の疎通がよくなり，服薬時には「これをのんでから頭のズキズキしたのは取れたような気がします，恥ずかしい話ですけど，頭のなかでいろいろ聞こえていたので」と話しました．その後，アイマスクは着用しなくなり，服薬も自ら行うようになりました．また，幻聴が強いときは頓用薬リスパダール® 1mL を希望するようになりました．

昏迷から回復した後，タケシさんが語った病的体験

昏迷から回復した後にタケシさんが「救急車で運ばれたときのことは覚えています．頭のなかがぐちゃぐちゃになって耐えられなくなって意識がとぎれたんです．後は“動くな”などと命令されて，それに従うしかなかったんです」「奈落の底に落とされたような感じがあって“神に背いた罰や”“お前はそれでいいのか”“これは修行や”と言われたんです．目隠ししたのも“神が四六時中，みているので目隠しをしろ”って聞こえてきたんです．看護師さんもみんな敵にみえました」などの病的体験を語りました．

MEMO

昏迷状態のときのタケシさんのセルフケア

【食事】
坐位の姿勢はとることができたため，椅子へ移動し，介助にて食事を摂取していた．摂取量は少なく，ヨーグルトやゼリー，粥を2〜3口食べた後，うながしに反応しなくなっていた．食事量が少ないため，入院初日より持続点滴（電解質輸液製剤〈ソリタ-T®〉500mL×2，ビタミン B_1・糖・電解質・アミノ酸液〈ビーフリード®〉500mL×2）が開始となった．持続点滴終了は入院11日目．

【排泄】
トイレまで誘導すると，アイマスクをしたまま無言で応じていた．ただ突然，「本当にすみませんでした」とトイレで土下座しようとしたり，廊下で走り出そうとしたりすることもあった．

【入浴】
入浴場までの誘導には拒否や抵抗なく応じてくれた．しかし，入浴場に行っても静止したまま反応がなかったため，全介助で身体を洗っていた．

本事例からの学び

薬について患者が理解できる説明

昏迷は意識障害とは異なり状況はある程度理解できる[1]といわれています．幻聴や妄想が強かったタケシさんに対し短く簡潔な言葉を使い，繰り返し薬の説明をしたことは，タケシさんの理解に役立ったと考えられます．もし，神経伝達物質などの複雑な話をしていたら理解を得るのは難しかったかもしれません．

中井[2]は「“頭のなかが騒がしいか？”“頭のなかが忙しい？”などを聞くことは無害である」と述べており，本事例で「幻聴」という言葉を使わず，これらの言葉を選んだことはタケシさんの病的体験を強めず，薬の効果が理解しやすかったと思われます．

タケシさんは昏迷が解けたときに「薬をのんでから頭のズキズキしたのは取れたような気がします」と服用したときの体験を話しています．この発言からタケシさんは薬の効果を理解し身体が楽になっていくと実感していたことが考えられます．この体験から服薬は自分にとって有益であると感じ，服薬する動機づけになったのではないでしょうか．

服薬選択の援助

タケシさんは目隠しをした理由について「神が四六時中，みているので目隠しをしろ」と聞こえてきたためと話していますが，タケシさんが語った病的体験を考えれば単に幻聴に従ったのではなく，目隠しをすることで自我の崩壊をかろうじて支えていたのではないかと考えられます．つまり，自分の不安定な心を守るため，他の人から脅かされないように一定の距離をとろうとする行動であったと思われます．これらのことからタケシさんは声をかけてくる看護師を敵と認識し，薬のうながしを拒否する行動をとっていたのではないかと考えます．

このようなタケシさんに対して，看護師は一方的に服薬を勧めるのではなく，タケシさん自身が服薬するか否かを選択できるよう援助したことは自発的な服薬への行動につながったと考えられます．

Gray ら[3]は「服薬するか否かを看護師が教えるのではなく，患者が正しい情報に基づいた意思決定をするように援助することがむしろ重要なのです．患者が正しい情報に基づいた意思決定をしたならば，服薬を長期にわたって継続するでしょう」と述べています．つまり，タケシさんが理解できる言葉を用いて説明を行い，服薬の選択を看護師からタケシさんにシフトしたことが Gray らのいう意思決定への援助にあたると考えられます．

（小瀬古伸幸）

編者のコメント

回復後のタケシさんの話から，強烈な幻聴・妄想状態があったことがわかります．入院８日目まで記憶が断続的であり，「看護師さんもみんな敵にみえました」という話から，服薬に応じた理由は「信頼関係ができたため」というわけでもなさそうです．考えられるのは，幻聴・妄想状態はそのときどきで波があり一様ではないため，受け取ったリスパダール®が手の中に長時間あったことで，幻聴が弱まったときに自らの意思で服薬したのではないかということです．

患者は急性期に幻聴・妄想状態であっても，現実の世界に帰ってこようとする志向性が働いています．その志向性にフィットする働きかけが，本事例では知らず知らずのうちに行われていたのではないかという気がします．

その素地をつくったのは，注意力が減退している状態でも理解できるわかりやすい言葉で薬の説明を行ったこと，アイマスクの着用を「看守る」など患者の体験世界を理解して少しでも安楽でいられるように配慮したこと，強制的な服薬を控えて「敵ではない」ことを示そうとしたことなど，看護師の姿勢にあったのではないかと思います．

文献

1）小林美子．主な症状に対するケアのポイント．坂田三允，総編．精神科看護エクスペール 6 救急・急性期Ⅰ 統合失調症．中山書店；2004．p.53.
2）中井久夫．こんなとき私はどうしてきたか．医学書院；2007．p.23.
3）Gray R, Robson D. Concordance Skills Manual（Version2）. King's College London；2005. 武藤教志，訳．コンコーダンス・スキル・マニュアル日本語版；2007．p.7.

column

医療者が「敵」でないことを理解してもらう

非自発的な入院になった患者は医療者を敵と認識していることが多いように感じます．「お前たちは敵だ」と直接訴える患者もいれば，直接訴えはしないものの心のなかでそのように思っている患者もいます．どちらの患者にしても，薬に対するマイナスの気持ちが生じても不思議ではありません．切迫性や緊急性がなければ，そのときに服薬してもらうことにこだわるのではなく，まず自分たちは敵ではないことを患者に理解してもらう必要があります．

たとえば本人の抱えるつらさを共感し，「1 日でも早く退院できるように自分たちは治療していく」ということを伝えます．その後，なぜ服薬したくないのか本人の思いを聴きます．本人の思いとしては「薬ののみ心地が悪い」「薬をのむとしんどくなる（おそらく副作用）」「薬は毒である」などが多いように思います．その本人の思いを主治医に伝えたり，服用している薬を患者と一緒に本で調べたりしながら，服薬への手がかりを探ります．そのようなやり取りを繰り返しているうちに患者も，「この看護師なら信用できるかな」と思うようになり，服薬につながる場合があります．

（小瀬古伸幸）

6 薬による転倒リスクが高い高齢者の事例

POINT

服薬している主な精神科薬1日量

【毎食後】

- カルバマゼピン（テグレトール®）200mg 3T×3
- モサプリドクエン酸塩水和物（ガスモチン®）5mg 3T×3
- 酸化マグネシウム（マグミット®）250mg 6T×3

【朝食後・昼食後】

- リスペリドン（リスパダール®）1mg 2T×2

【就寝前】

- レボメプロマジン（ヒルナミン®）50mg 1T
- フルニトラゼパム（サイレース®）錠 1mg 1T
- リスパダール® 1mg 1T

患者基本情報

①仮名：ショウゾウさん，②性別：男性，③年代：70歳代，④疾患名：統合失調症，⑤過去の入院歴：初回入院は50年以上前で，被害関係念慮や皇室に関する血統妄想によって発症したようですが詳細は不明です．現在までに抗精神病薬の多剤併用や大量療法，電気けいれん療法などを受けてきたようです，⑥今回の入院：5回目の入院で，入院13年目

入院までの経過

過去に服薬の中断，飲酒による対人関係・金銭関係の問題などによって入退院を繰り返し，今回も同様の理由で入院しました．家族は他界しており，退院する場所がありません．

精神症状は対人関係のトラブルが主で，年齢を重ねるごとに自我機能の低下や自己の欲求を満たす執拗な訴えが目立ってきました．3年前から非定型抗精神病薬にスイッチングしていますが，多動・徘徊・易怒性が出現し，さまざまな種類や量の薬を服薬したものの，どれも奏功しませんでした．歩行は可能でしたが，2年前に転倒し手首を骨折しています．小刻み歩行とふらつきがあり，1か月に2～3回は歩行時に尻もちをついてしまうことがありました．

不適切な服薬が起きたときの状況

普段から決まった時間に自分の要望（たとえば，朝，たばこを看護師からもらうなど）が実行できないと大声で看護師につきまとう，わめくといった状態になっていました①．また，落ち着きのない行動や奇異な動作（頭をいつもポンポンたたいている），唸るような大声，他患者への威嚇などが出現し，「声がうるさい」「見ているだけでいらいらする」「つきまとわれて困る」と苦情が増す状況が続きました．保護室に入室し治療を開始しましたが，行動制限を受けていること，たばこが吸えない状況から，ストレスが増し，さらに症状が悪化していきました．

主治医はショウゾウさんが以前から薬の副作用によってふらつきなどの転倒

①編者のコメント

ショウゾウさんの問題行動として，他患者への威嚇やつきまとい，大声をあげる，不穏な行動などがあげられています．しかし，これらの行動のもとになっている心理的背景が何であるか，薬物療法の効果をどのように想定していたのか，それらを考えたうえで，薬を選定していたのか，疑問がわきます．

リスクが高くなることを承知していましたが，鎮静の副作用が少ない薬を選択し投与を開始しました．しかし，症状は改善せず，予測していたように，薬によるふらつきが目立ち始め，立位も介助なしでは困難になりました．保護室内では十分な転倒予防ができず，身体拘束による予防も検討しました．しかし行動制限の強化は，精神状態に悪影響を及ぼすことが懸念されたため，安全を確保する必要最低限の身体拘束として車椅子で転落防止の安全ベルトを着用し，ナースステーションで様子をみていました．

ショウゾウさんは，立ち上がろうとしたり，安全ベルトを外してほしいと訴えたりすることが多くなりました．また，車椅子に乗ったまま他患者に詰め寄ったり，不穏になったりしました．看護師がつき添い，安全ベルトを外して様子をみましたが，看護師がつき添えない夜間や朝などに安全ベルトの着用を拒むことが多くなりました．

この状況から医師はしかたなく薬を増量（特に夜間は，追加で睡眠薬を増量）し，自らの意思で動けない状態まで鎮静をかけることになりました②．ショウゾウさんは傾眠傾向となり，オムツの着用，食事時のむせ込み，昼夜逆転などがみられるようになりました．

再発防止への取り組み

このような状況は，明らかに薬の増量による副作用のため起きていると推測できました③．

医師を交えて何度も，カンファレンスを行いました．現在の薬の副作用が一番の問題であるが，かといって減量すると精神症状の増悪が懸念されていました．そのため，何を優先すべきかについて計画を立てました．結果，薬を元の量に戻したうえで表1の3点を行うことになりました．

ショウゾウさんは，薬の量が元に戻ったことでふらつき，転倒，昼夜逆転などはなくなりましたが，その一方で危惧していたように精神状態の悪化が目立ち始めました．看護師は，どのような状況で起きているのかの綿密な調査，対人関係のトラブルに至る前の介入，適切な与薬や対処を行っていくと，ショウゾウさんは安定していきました．しかし，頓服薬の服用によりふらつきなどがみられたため，注意深い観察を継続して行っていました．

POINT

服薬している主な精神科薬1日量（転倒・転落のリスクが高まったとき）
【朝食後・昼食後】
・メデピン（ロドピン®）25mg 2T × 2

② 編者のコメント

ショウゾウさんは高齢であり，薬による鎮静や睡眠薬の増量が身体に大きな負荷をかけることを知りつつ，薬の増量によって問題行動の解決を図ろうとしたと理解できます．
予想されていたこととはいえ転倒・転落，嚥下困難，昼夜逆転（せん妄？）が起こり，自力での排泄も困難となっています．そこで，薬物療法をはじめケア計画の仕切り直しを行って，それなりに安定した状態となったというところでしょうか．

③ 編者のコメント

本事例では高齢者の身体拘束にありがちな，「問題行動」→「身体拘束（本事例では薬理学的拘束）」→「身体機能低下による転倒･転落の危険，ADLの低下」→「身体拘束のさらなる強化，ケア量の増大」という悪循環に陥りかけたところでケア計画の見直しが行われています．

表1 再発防止のための取り組み

①精神症状や対人関係問題の対応より，ふらつきなどの転倒リスク軽減を優先して行う
精神症状や対人関係の問題を軽視しているのではなく，ショウゾウさんは高齢者であり薬の副作用が顕著に現れる傾向があったため，身体的なリスクをなるべく回避することを優先した
②不穏症状が顕著に出現する状況や時間を観察し，チェックリストを作成する
ショウゾウさんの不穏などの症状は未然に防げるのではないかと考え，いつ，どこで，誰と，どのような状況で出現しやすいのかなどを記入する用紙を作成した
③うまく頓服薬を使用する
今までショウゾウさんは，頓服薬を使用したことがほとんどんなかった．その原因の一つに，どのような状況で服用が必要となるのか看護師の認識が不足していたことがあった．そこで，②でショウゾウさんの状況を把握した後に，看護師に対して頓服薬の勉強会を開催し，さらに具体的な内容を盛り込むよう与薬指示書の改定をした

本事例からの学び

薬による精神状態の安定と副作用—優先順位の組み立て

抗精神病薬による症状マネジメントが困難な患者の場合，期待できる薬の効果には限界があります．ショウゾウさんの呈する症状には，薬物療法が不可欠である一方，薬の調整も必要な状況でした．つまり，薬物療法が奏功しておらず，薬を増量すると副作用が出現するため，八方塞がりであったのかもしれません．特に，ショウゾウさん自身の言動は，あまりに落ち着かず他患者に暴力をふるう，もしくは暴力による被害を受けかねない可能性も十分ありました．

このような状況だからこそ薬物療法だけに頼るのではなく，看護師がそれに代わる役割を果たす必要性があるのではないでしょうか．そのためにも，現在の患者と患者-医療者を含めた病棟全体で起きている状態を客観的にとらえ，何を優先するのかということが重要でした．この優先順位を決めていくには，医師を含めた医療チームでのカンファレンスが重要で，問題の整理と，ショウゾウさんの立場に立った視点での介入方法や薬物療法以外での対処も探ることが必要であると思います．

医療者の意図した過鎮静

看護師を含めた医療者は常に不穏である患者，落ち着かない患者を「面倒な患者」ととらえてしまうことがあります．ショウゾウさんは医療者にとって，常に面倒な患者であったのかもしれません．そのため薬による過鎮静は，高い転倒リスク，患者からの車椅子の安全ベルト着用時の訴え，医療者のマンパワー不足などの問題が解決でき，看護師にとって楽で安心できる対応であったかもしれません．

しかし，この対応は一時的なもので両者にとってよい結果を生むことはありません．

また，ショウゾウさんは高齢者であったため，鎮静そのものがリスクであり，ADL 低下，誤嚥，褥創などの身体的な機能に加え，ストレスやせん妄など精神機能への悪影響を及ぼす可能性がありました．しかも，本事例の状況は倫理的，人権的にも問題があると思われます．

つまり，生じた問題を薬による鎮静で解決しようとするのではなく，鎮静によって生じる副作用を予測することが求められます．また，ときに人道的な配慮を含めた判断やアセスメントをする必要もあります．これによって，不本意な鎮静を予防できるのではないでしょうか．

（田代　誠）

編者のコメント

ショウゾウさんはおそらく，看護師からも他患者からも「病棟の困りもの」とみなされていた患者だと思います．「本事例からの学び」にもあるとおり，薬の増量で対処しようとしたところに無理があったのでしょう．

ショウゾウさんの不穏は主に対人関係上で起きていたと考えられますので，ケア計画の修正で行われた「問題場面の分析をして，対策を立てる」ことにより，悪循環が断ち切れたのではないかと思いました．不穏への対処が，身体拘束（薬物や安全ベルトなどによる）に偏ると，本事例のような悪循環が起こりやすくなります．マンパワーを充実させ，患者との対人関係に目配りをするケアが必要とされています．

7 患者の薬へのこだわりにより拒薬が生じた事例

POINT

服薬している主な精神科薬1日量

【朝食後・夕食後（すべて一包化）】

- 炭酸リチウム（リーマス®）200mg 4T×2
- レボメプロマジン（ヒルナミン®）P10% 100mg×2
- クエチアピンフマル酸塩（セロクエル®）P50% 400mg×2
- バルプロ酸ナトリウム（デパケン®）P40% 800mg×2

【昼食後】

- ヒルナミン®P10% 50mg

【就寝前（すべて一包化）】

- ヒルナミン®P10% 50mg
- セロクエル®P50% 350mg
- フルニトラゼパム（サイレース®）2mg 1T

※すべて粉砕してからの処方内容

患者基本情報

①仮名：ケンジさん，②性別：男性，③年代：30歳代，④疾患名：統合失調症，⑤過去の入院歴：不眠，多動，思考散漫，延々と誰かれかまわず話し続ける迷惑行為などにより，26歳で初回入院しました．その後，症状安定とともに退院し，自宅療養をしていたものの再び症状が悪化し2回目の入院に至りました，⑥今回の入院：2回目の入院，入院6か月目

入院までの経過

両親は幼少時代に離婚し，ケンジさんは学生時代，いじめにあっていたようです．高校卒業後，就職しましたが，長続きせず職を転々としていました．

20歳代半ばごろより引きこもり，一日中テレビゲームをして過ごしていました．そのため生活リズムが乱れ，昼夜逆転して幻聴が現れ，ある日，道路へ飛び出し，「自分は○○（テレビゲームの主人公）である，あいつを倒さないと自分がやられる」と大声でわめくなどの行為により初回入院となりました．その後，症状が安定したため自宅に退院したものの，次第に新しいテレビゲームにのめり込むようになり，1年以上通院を中断しました．結果，夜間不眠，多動，多弁となり，母親と一緒に外来受診し2回目の入院に至りました．

不適切な服薬が起きたときの状況

入院が決定すると，「僕の薬には毎食後にリスパダール®2mg，朝と夕にはカルバマゼピン200mgで，就寝薬にはコントミン®50mg，レボトミン®10mgを入れてね．それから…，レンドルミン®は必ず入れて．ないと眠れないから．その処方でないと絶対にのまないから」と話しました．許可を得てノートと鉛筆をもち込み，処方せんらしきものを自分で作成し，医師のサイン欄には自分の名字を記載して看護師に渡していました．

しかし，実際には症状に合わせるため，ケンジさんの意向とは異なった内容で処方されていました．それを主治医が説明すると納得したようでしたが，服用の際には期待どおりではないと立腹して，拒否しました．看護師から，服薬

の必要性や今の状況，拒薬時の対処などを説明しましたが，「のまない」「注射もおかしい，すれば弁護士に報告する」「強制治療だ」「主治医を呼べ」などと言い，看護師はその都度対応に苦慮していました．処方内容はケンジさんの意向を反映したものに変更されましたが，ケンジさんは新しい薬が追加される際などに，効能，経過，副作用を詳細に述べるよう指示し，一語一句漏らさずノートに書いていました．徐々に要求は強くなり，命令口調，横柄な対応になりました．

与薬の際に毎回，効果や自身に現れている副作用などの“講釈”を述べないと気がすまないようで10分以上話をしていました．看護師に対しても「この薬の作用は知っているのか」などと問いかけ，躊躇した場合「そんなこともわからないのか，お前が理解していない薬なんて服用はしない！」と拒みました．看護師は次第に陰性感情を抱き，足を運ぶことを嫌がるようになりました．ケンジさんの今の症状に合わせた投与内容・量ではなかったために，精神症状の改善はなく，次第に不穏，易怒性，興奮などが顕著になっていきました．

医師，看護師，薬剤師たちを含めたチームカンファレンスなどを幾度となく開催しましたがよい方策がみつからず，すべてを散剤にして何を服用しているかわからないようにし，服薬に関する質問にはすべて医師が答えることになりました．このことにより，看護師の業務や心理的負担は軽減されましたが，実際に与薬業務を行っていながら，患者からの質問に対して医師に任せきりにすることで看護師としての役割の疑問，錠剤でも服用できる方法があったのではないかという葛藤，隠しているのではないか，本人の意向を無視した一方的な治療などに対する罪悪感，精神症状が改善し散剤から錠剤に変更したときに起きる対処への不安などを抱いていました．

再発防止への取り組み

単に「服用する，しない」という問題ではなく，ケンジさんが拒薬をする理由をきちんととらえることが必要でした．まず，まるで医師のような素振りをみせるケンジさんを理解することによって，本質がわかるのではないかと考えました．そこで，ケンジさんに対する治療・看護プランを表1のように修正しました．

主治医と担当看護師が説明を行うと，散剤になることに不服な表情を浮かべてはいましたが，方針を統一して毅然とした対応をしたことが一つの枠組みとして機能したのか，納得をしてサインしました．

この方法を取り入れてから，看護師はケンジさんが薬の知識や服薬の経験などを話す際は傾聴し，ときには教えてほしいという受容的な態度をとると「そんなことも知らないのか」と言いつつも「こういう場合は…」とていねいに話

POINT

服薬している主な精神科薬1日量（ケンジさんの意向を反映した処方内容）

【朝食後・昼食後】

- リスペリドン（リスパダール®）2mg 3T×2
- カルバマゼピン（テグレトール®）200mg 2T×2

【就寝前】

- クロルプロマジン塩酸塩（コントミン®）50mg 2T×2
- レボメプロマジン（レボトミン®）25mg 1T×2
- ブロチゾラム（レンドルミン®）0.25mg 1T×2

表1　治療・看護プランの修正内容

1. チームカンファレンスで決定した事項は，そのまま継続する
①服薬形態は，散剤状にする ②内容は主治医が答える ③服用しないときは，必要性を説明したうえで拒薬時の対応をする
2. 服薬形態に関することは本人，主治医，看護師と相談をし，適宜変えていく
3. 服薬時に患者の意見を受容し，時間を要しても服薬の必要性を説明し，服薬できた場合は，服薬できた行動を認める
4. 担当看護師が，週2回30分ずつ面談（服薬のこと，それ以外）を行う
5. 上記の内容で薬物療法を行うことについて同意書を得て，本人，主治医，担当看護師の直筆サインをする

して（事実と異なっていることもありましたが）くれるようになりました．次第にケンジさんは薬効が現れて穏やかになっていきました．

同時に，実父と幼少時代，別離していたため医師に父親像を重ねていること，常に寂しさや不安が根底にあることがわかりました．精神症状が落ち着き，少しずつ錠剤へ変更していく際，主治医から説明を行うと「これが効いていたのかぁ，こんな量でも合っているんだ」と理解し，ノートに書き留めていました．いまだ講釈をすることはありますが，そのような場合でも医療チーム全体で統一した対応ができるようになっていきました．

本事例からの学び

信頼関係と患者中心の薬物療法

近年，薬に関する情報は患者や家族もインターネットなどで簡単に収集できます．特に，服用している薬に非常に関心があったり，薬に関する心理教育を受けたりした患者は理解を深めています．当然，患者自らが理解を深めることは疾患とつきあっていくうえで重要ですが，本事例では薬の形態を変更するだけでは，信頼関係や服薬の継続の視点においてはなんら解決方法を見出すことはできなかったと思われます．

精神症状の改善を図るうえで薬物療法は重要ですが，実施においては患者より医療者の考えや経験，価値観が優先されることが多くあります．そのため，医療者は，「服薬しなければならない」という固定化された安易な考えをもたず，服用する立場，倫理的な配慮を考慮して検討することが必要になるのではないでしょうか．

看護師の与薬に関する心理的側面

看護師は単なる与薬者ではなく，薬に関する責任をもつ必要があると自覚できた事例です．すべて医師に任せておけばよいのではなく看護師にも薬の知識は必要であり，患者の疑問や要望への適切な対応が求められているといえます．これらのことはインフォームドコンセントの観点からも重要な事項です．

一方で，看護師は薬を拒む，不信感を抱く，説明に長い時間を要する，興奮している患者などに対し，陰性感情を抱いたり「やっかいな患者」とレッテルを貼ったりしやすくなります．それが無意識のうちに表情や態度，口調などに表れることがあり，さらに悪循環に陥ることもあります．本事例でも，看護師が「今日はケンジさんの担当か…」などとネガティブな思いを抱いたり，薬に関することを聞かれるのではないかということからくる不安や怒りなどが混在していたりすることもありました．

このような思いは決して効果的な結果を生じることはありません．つまり，服薬の是非ではなく，本質的な部分から距離が置かれ，患者の真のニードや感情をとらえにくくなると思われます．そのため，このような場合に直面したときに備え，看護師は自分の傾向を客観的にとらえる訓練，看護チーム内での情報共有，定期的なカンファレンスの実施などを日ごろから行っておくことが重要なポイントではないでしょうか．

（田代　誠）

編者のコメント

ケンジさんの言動を気分の高揚による万能感を背景とした「強い思いこみによる処方への注文」と理解すれば，問題は薬物療法をめぐるインフォームドコンセントにあるのではなく，その「思いこみ」への対処にあり，その対応を考えなければならないということになります．

医療者への挑戦と思える“薬の講釈”をする背後にも，低くなりがちな自尊心を守ることや薬に対する不安，気分の高揚などを感じます．このような言動をとらざるをえなくなっているケンジさんの思いや精神症状に焦点をあてる必要があったのではないかと思います．

薬に関する情報をもち，それを盾に注文をつけてくるケンジさんの対応に苦慮したのはわかりますが，関係づくりがうまくいかなかったこともケンジさんの言動の背景にあるのではないかと感じました．

その一方で，看護師による面接，その他，枠組みを設けたことなどが新たな関係づくりへと発展していったのではないでしょうか．

8 非定型抗精神病薬の単剤化へのスイッチングがうまくいかなかった事例

POINT

服薬している主な精神科薬1日量

【毎食後】

- ハロペリドール（セレネース®）3mg 3T×3
- クロルプロマジン塩酸塩（コントミン®）25mg 3T×3
- ビペリデン（アキネトン®）1mg 3T×3
- カルバマゼピン(テグレトール®)100mg 3T×3

【就寝前】

- セレネース®3mg 2T
- レボメプロマジン（ヒルナミン®）25mg 1T
- プロメタジン塩酸塩(ピレチア®）25mg 1T

患者基本情報

①仮名：シズエさん，②性別：女性，③年代：60歳代，④疾患名：統合失調症，⑤過去の入院歴：高校中退後，デパートに就職，母親が亡くなり一人暮らしになりました．その後，「声が聞こえる」「片思いの男性の声が自分を呼んでいる」と訴え，落ち着かず，空笑，夜間徘徊，庭に男性の名前を書くなど奇妙な言動が目立ち，20歳代後半に初回入院となりました，⑥今回の入院：4回目の入院で，入院約30年目（転院後）

入院まで（入院後・治療中）の経過

初回入院の約1年後に退院し，職場復帰しました．兄夫婦と同居するもののうまくいかず，兄嫁の母親と同居しました．就職先では動作が遅いため周囲についていけず，次第に「いじわるされる」などと被害的となり2回目の入院をしました．2回目の入院は3か月ほどで退院となりましたが，退院して1週間後，「今後のことが不安だ」「皆に迷惑をかけて申し訳ない」などという遺書を残し，市販薬の抗ヒスタミン薬130錠を服薬し自殺を図りました．自殺企図後の詳細は不明ですが，このことをきっかけに3回目の入院となり，3回目の入院中に経済的な理由や入院している病院が自宅から遠いなどの理由により転院となりました．以後，現在も入院しています．

入院後は奇異な言動（頭痛を訴え，顔中に市販の湿布薬を貼る）や関係妄想（特定の男性看護師に恋愛感情をもち，自分の夫だと言って他の女性患者とけんかをする），幻聴（関係妄想を抱いている看護師の声が聞こえる）があり，被害的な言動（家族が病院に来ているのに看護師が会わせないと言う）などがみられました．薬物療法を行うと関係妄想や幻聴の訴えはあるものの，看護師が説得したり家族が面会に来ていないことを実際にシズエさんに確認してもらったりしたことで納得し，比較的安定してすごしていました．

不適切な服薬（中断）が起きた状況，対応，その後

当初，シズエさんは解放病棟に入院していました．しばらくして主治医が他

病院から赴任してきた精神科経験の浅い若い医師に代わると，定型抗精神病薬から非定型抗精神病薬へのスイッチングが行われました．その後からシズエさんの状態に変化がみられるようになりました．夜間の不眠が続き，何かを焦っているような行動をとるなど落ち着きがみられなくなりました．また不安感が強く，それに伴う訴えも多くなりました．そのような状態を病棟看護師は処方薬変更による精神症状の悪化であるととらえ，以前の処方薬に戻してもらうよう新しい主治医へ申し出ました．はじめ，主治医は病棟看護師の申し入れを受け入れようとしませんでしたが，徐々に病棟看護師の主治医に対する反発が強くなったため，以前に使用していた定型抗精神病薬に戻しました．しかし，シズエさんの状態はすぐには改善せず，しばらくは落ち着かない状態が続きました．また，ときには隔離などの行動制限を必要とすることもありました．その後，数か月を経て精神症状は少しずつ改善し，以前からの幻覚・妄想は依然あるものの比較的安定した状態に戻りました．

POINT

服薬している主な精神科薬1日量（非定型抗精神病薬へのスイッチング後）

【毎食後】
- リスペリドン（リスパダール®）1mg 2T×3
- セレネース®3mg 2T×3
- アキネトン®1mg 3T×3
- テグレトール®100mg 3T×3

【就寝前】
- セレネース®1mg 1T
- リスパダール®1mg 1T
- アキネトン®1mg 1T

本事例からの学び

医療者間の治療に関する情報の共有化

多剤大量処方は錐体外路症状や過鎮静，性機能障害などの副作用だけでなく，脳が備えている神経保護作用を阻害する神経毒性となり，脳にダメージを与える可能性があることもわかってきています．また多剤併用は，①どの薬が有効なのかわかりづらい，②至適用量の決定が困難になる，③副作用の原因がわかりづらい，④コンプライアンスを悪化させるなどの問題も指摘されています．

シズエさんの新しい主治医は，これまでの処方内容が多剤大量（多剤併用）となっていたために，単剤化へのスイッチングを試みたのだと考えられます[①]．しかし，処方薬を変更する目的や理由について，シズエさんや看護師へ説明していませんでした．看護師もシズエさんの状態が安定していたのにもかかわらず，処方内容がなぜ変更になったのか不思議に思いつつも主治医に確認することはありませんでした．この時点で看護師が処方内容の変更理由を確認していれば，治療に関する情報の共有化が図れたと考えられます．しかし，主治医が代わったばかりで医師との関係が希薄だったため確認されることがなく経過し，結果，シズエさんの状態変化に対応することができず，処方薬の変更を主治医に訴えたのだと考えられます．また，主治医も看護師との関係が希薄だったこと，スイッチングに対し看護師から何も疑問や質問が出なかったことから，説明をしなかったのではないかと考えられます．つまり，情報共有されていれば，このような結果にはならず，スイッチングが行われ，副作用の軽減や陰性症状の改善ができ，QOL が向上したと考えられます．

① 編者のコメント

「単剤化へのスイッチング」について疑うことも必要です．本事例では，妄想や幻覚をもちつつも，看護師が説明したり一緒に確認を行ったりすれば理解ができ，少なくとも病棟生活で「安定していた」シズエさんの症状は，多剤大量という理由でスイッチングする必要があったのでしょうか….議論のあるところだと思います．ただし，慎重に減薬を試みる必要はあったのかもしれません．

看護師の単剤化への知識不足

以前は，複数種類の抗精神病薬を用いる多剤併用療法が主流でした．しかし，治療は1種類の抗精神病薬で十分であり，副作用も少ないという考え方から今では単剤療法が主流になっています．

本事例においては，スイッチングによる患者の変化への対応をみると，当時の看護師は単剤化に対する知識がほとんどなかったことがうかがえます．そのため，薬物療法が「鎮静」を目的に行うものととらえていたと考えられ，患者の不穏・興奮に対してすぐに注射を含めた与薬を行うことが身についていたのだと思われます．

そのために，スイッチングによる患者の「精神症状の変化」を「精神症状の悪化」ととらえ，すぐに対処療法的な対応（鎮静）をしようとして，医師に処方薬を以前の内容に戻すよう訴える結果になったと考えられます．

本事例をとおして，①単剤療法の目的やその有効性，②スイッチングに伴う精神症状の変化は「抑える」のではなく，薬の効果が表れるまで「待つ姿勢」が必要であると学ぶことができました．また，新しい精神科医療のあり方を常に模索し続けようという姿勢が改めて重要であることが認識できました．

（早瀬和彦）

編者のコメント

本事例の執筆者は「非定型抗精神病薬へのスイッチングによる一時的な活動性の高まりなどの“精神症状の変化”に対して“待つ姿勢”が必要」と振り返っています．

ただ，持続的な不眠，不安焦燥感の増強，多訴などは，スイッチングに伴う「一過性の症状変化」なのか，「本格的な病状悪化」なのか，両者を見分けるための指標を何にするのかといった観点からの検討も必要だと思います．

シズエさんの場合は，以前に服薬していた定型抗精神病薬に戻しても，ときに隔離を必要とするほどの逸脱した行動がみられたようですから，本格的な病状再燃であった可能性も考えておく必要があります．そう考えると，時間をかけて「待つ」だけで症状は治まったのでしょうか….

多剤大量の処方薬が改善されているとはいえない日本の精神科医療の現実を見据えないといけませんが，非定型抗精神病薬はすべての統合失調症患者の病状を劇的に改善させる特効薬というわけでもないでしょう．むやみなスイッチングの弊害もあるのではないかと思います．

9 家族の疾患への理解が低く，服薬中断に至った事例

患者基本情報

①仮名：ヒロキさん，②性別：男性，③年代：30歳代，④疾患名：統合失調症，⑤過去の入院歴：なし，⑥今回の入院：初回入院（その後，再入院）

POINT

服薬している主な精神科薬1日量（初回入院中）

【毎食後】
- ウエチアピンフマル酸塩（セロクエル®）100mg 6T×3
- ジアゼパム（セルシン®）5mg 3T×3

【就寝前】
- オランザピン（ジプレキサ®）5mg 4T
- セロクエル® 100mg 1T
- セロクエル® 25mg 2T

入院から入院後（治療中）の経過

ヒロキさんは中学校でいじめにあい，「いじめられた相手の顔が頭のなかに浮かんできて離れない」「頭がおかしい」などと言うようになって，登校拒否をするようになりました．その後，中学校は何とか卒業し，高校（通信制）に進学しましたが，一度も登校することがなく自主退学となりました．その後も引きこもり状態は続き，生活パターンが昼夜逆転し，「声が聞こえる」と言ったり意味不明なことをつぶやいたりしました．

家族はヒロキさんの言動がおかしいということは感じていたものの，治療の必要性を感じず，受診を勧めることはありませんでした．そのうち近隣の住民に対して「おまえが俺をいじめるのだろ」などと繰り返し言うようになり，ある日，近所の家に勝手に忍び込み警察に通報され，そのまま措置入院となりました．

入院後も，被害的な幻聴があり，その幻聴による不安感から不眠となったり，スタッフに対し「俺をいじめるな」などと言って詰め寄ったりすることがありました．また，病識がなく，そのために拒薬もみられ，注射による投薬が開始されました．しかし，不安や不眠に対する不安時薬や不眠時薬は服用でき，入院3日目から経口投与に応じるようになりました．その後，徐々に幻聴が少なくなり不安が軽減され，それに伴って夜間も眠れるようになるなど薬物療法の効果が表れてきました．するとヒロキさんは，「薬をのむようになってから眠れるようになってよかった」などと笑顔で話すようになり，病識がないながらも服薬の必要性を感じているような発言が聞かれるようになりました．その後，家族の協力もあって，外出・外泊を順調に繰り返し，自宅へ退院となりました．

不適切な服薬（中断）が起きた状況，対応，その後

退院後，初めての外来受診時はヒロキさんだけでなく家族も一緒に来ました．その際，家族から「よくなったのだから，もう薬をのむ必要はない」「受診も必要ない」と通院や服薬をさせないという意向が外来主治医に伝えられました．それに対してヒロキさんは，ただ下を向いているだけで何も話しませんでした．

主治医が，継続した服薬や外来受診の必要性を説明しましたが，家族は聞き入れようとしませんでした．結局，外来を1回受診しただけで，その後はまったく通院することはありませんでした．

当然ながら服薬も中断し，断薬による不眠，幻聴，独語といった症状が再燃してしまいました．初回入院時のエピソードと同様に，近隣の住民に対して「どうして俺だけをいじめるんだ」などと被害的なことを言うようになりました．その後，近所の住民が家族に対し，再三苦情を訴えたため，家族も渋々，外来を受診させ，再入院するという結果になりました[①]．

①編者のコメント

ヒロキさんの家族が通院や服薬を拒否することに対しては，「病状が再燃して近隣から苦情がくる」という現実に直面する必要があったのかもしれません．
問題は，2回目の入院時にこれまでのことを患者や家族，医療者がどのように振り返るかです．

本事例からの学び

患者だけでなく家族も含めた教育の重要性

スタッフは「入院前には家族が治療の必要性を感じていなかった」という情報を得ながらも，ヒロキさんの回復過程がスムーズであったこと，家族の協力も問題なく得られていたことから，退院後に家族が治療を拒否するとは考えもしていませんでした．そのため家族だけでなく，ヒロキさん本人にも，①薬物療法の必要性や服薬継続の重要性の説明，②疾患や治療に関する理解度の確認，③得られた情報から必要と思われる疾患や薬に関する教育の実施などを行っていませんでした．

入院から退院までスムーズな流れで進んだことで，「患者も家族も疾患や薬物療法についてある程度，理解している」と思い込み，このような結果となってしまったのだと考えられます．このことから，家族への指導として表1のことが重要と考えました．

このようにスタッフの思い込みによる患者や家族の姿と，実際の患者や家族の姿にギャップが生じることは珍しいことではありません．たとえば，「患者

表1 薬物療法における家族への指導のポイント

①疾患に対する正しい知識と情報の提供
②患者への適切な対応方法の指導
③患者との距離の保ち方の指導
④家族自身の時間をもつことをうながす

は退院を希望するのは当たり前」「○○○○すれば喜んで笑顔をみせてくれるだろう」などです．事実，筆者自身も患者に喜んでもらえるはずと実施したことが，期待していたほど反応がよくなく，がっかりした経験を何度も体験しています．常に思い込みによる不一致を起こさないよう注意する必要があることも，本事例をとおして強く感じました．

（早瀬和彦）

編者のコメント

ヒロキさんの家族の初回入院中の協力的な姿勢，ものわかりのよさは表面的なものではないかと考えられます．ヒロキさんの長期にわたる引きこもりについても，どこにも援助を求めていません．一般的に，引きこもりは家庭内暴力につながることが多いのですが，ヒロキさんの場合は攻撃性が近隣の人たちに向けられています．このことも「何か家族に問題があるのでは」と感じさせます．

気になるのは，退院後に初めて外来受診した際，服薬の必要がないことなどを主張したのは家族で，ヒロキさんは「下を向いているだけで何も話さなかった」ことです．ヒロキさんは入院中，「薬をのむようになってから眠れるようになってよかった」と言っているように，少なくとも不眠への薬の効果は実感していた可能性があります．しかし，それを家族に話せずにいるようでした．

ヒロキさんを中心に，疾患や薬物療法についての心理教育が試みられてもいいのではないかと思います．自助グループの活用などで患者，家族が失敗から学べる雰囲気づくりも必要でしょう．

文献

1）松下正明ほか，監．新クイックマスター 精神看護学．医学芸術社；2006．p.403-406.

10 外泊での「失敗」が退院後の服薬自己管理につながった事例

POINT

服薬していた主な精神科薬1日量

【朝食後・夕食後】

- ハロペリドール（セレネース®）1.5mg 2T×2
- プロメタジン塩酸塩（ピレチア®）25mg 2T×2

【就寝前】

- クロルプロマジン塩酸塩（コントミン®）50mg 1T
- セレネース®
- フルニトラゼパム（ロヒプノール®）2mg 2T

患者基本情報

①仮名：ショウコさん，②性別：女性，③年代：30歳代，④疾患名：統合失調症，⑤過去の入院歴：2年前に初回入院，⑥現在の状況：2回目の入院で，入院7か月で退院

入院までの経過

両親，姉，弟2人の6人家族．元来，優しくて人に気を使う性格でした．高校卒業後，飲食店で短期間働いては，他の店へ移るといったことを繰り返していました．

20歳代半ばごろより易刺激的，易怒的，情緒不安定となり，精神科外来で薬物療法中心の治療を受けていましたが，数か月で通院は中断となっています．発病から3年後，不眠，離人体験，思考奪取などの症状により，初めて入院しました．初回入院は，症状改善が十分とはいえない状態でしたが，経済的理由で退院しています．退院後は，近隣の精神科外来へ通院していましたが，そのうち服薬中断し次第に昼夜逆転，自閉的な生活となっていきます．

発病から5年，初回入院から2年後に2回目の入院となります．幻覚・妄想状態を呈し1年半も入浴しておらず，失禁などもあったようです．

不適切な服薬が起きたときの状況

入院初期は，支離滅裂な言動が目立っていました．「あなたは，私の旦那さんでしょう」と言っては，男性看護師を追いかけまわす，眉をそり落とし，髪の毛を自分で切ってざんぎり頭にするなどということもありました．このように幻覚・妄想に支配されていると思われる言動が続き，目が離せない状態でした．しかし，入院2か月ごろから，幻覚・妄想状態は改善し，前述の言動はみられなくなります．看護師の働きかけに応じて作業療法活動にも参加するようになり，声かけは必要でしたが，これまで無関心であった入浴や更衣など身の回りのことも自分で行えるようになっていきます．

入院3か月ごろから外泊が始まりました．外泊を繰り返すなかで看護師は外

泊から帰院後，数日は睡眠状態が悪いことに気づきます．外泊中のことをショウコさんに尋ねたところ，「薬は体に悪いから」と父親に言われるまま服薬していないことがわかりました．

ショウコさんは服薬しないために眠れなくなったことは気にしており，また状態が悪化するのではないかと不安がっていました．家族に治療への協力を取りつけようと設定した家族面接でも，父親はショウコさんを頭ごなしに叱りつけるなど威圧的な態度がみられました．家族合同面接には，母親や姉が同席していましたが，ショウコさんも含め誰も何も言えず小さくなっているだけでした．この支配的な父親に薬物療法を理解してもらうのは至難のことに思えました．かといって面会の様子や合同面接の雰囲気から考えると，医療者が期待する役割を果たせそうな家族員はみあたりませんでした．看護師の意見は，本人に薬の必要性をわかってもらい，管理してもらうしかないということに一致しました．

受けもち看護師は服薬自己管理のケアプランを立案し，毎朝1日分の薬を渡すという方法で，服薬自己管理を始めることにしました．この時点ですでに入院から5か月が経過していました．服薬自己管理は病棟では順調にいっていました．問題が起こったのは外泊のときです．

ある日，ショウコさんは外泊から1日早く帰ってきました．看護師は薬を調整しようと，外泊から持ち帰った薬を点検しました．すると，外泊から1日早く帰っているので，残っているはずの就寝前薬がないことがわかりました．話を聞くと，「夕薬は14時に，就寝前薬は15時にのんで帰院した．のみ忘れないか心配で，焦ってのんでしまった」ということでした．

翌日，服薬自己管理についての話し合いをもちました．ショウコさんは，すっかり自信をなくし，「(自己管理はやめたい) 前のように1回ずつもらったほうがいい」と強く主張しました．

その場での対応：再発防止への取り組み

看護師はショウコさんを励ましつつ，次のようにケアプランを修正しました．

①食後薬は，少々服薬時間がずれても問題ないので，これまでどおり1日分を本人が管理する．

②就寝前薬のみ看護師が管理して，就寝30分前に手渡す．

この方法が軌道にのったところで，ショウコさんの負担にならないよう，服薬回数を減らせないか，主治医に相談しました．主治医は食後薬を減薬するとともに，最終的には就寝前薬1回のみの服薬ですむように調整しました．その時点で看護師が管理していた就寝前薬を毎朝10時にショウコさんへ手渡すことにしました．それでもショウコさんは早くのんでしまわないかと不安がり，

POINT

最終的に調整された主な精神科薬1日量

【就寝前】

・ブロムペリドーム（インプロメン®）6mg 1T
・コントミン® 50mg 1T
・ロヒプノール® 2mg 2T
・ピレチア® 25mg 1T

弱気になることもありましたが，看護師がサポーティブにかかわり，退院まで自己管理を続けることができました．

このようなかかわりで薬の管理に自信がついたショウコさんは，「退院しても薬はちゃんとのみます．もう入院したくないから」と言って退院していきました．入院から7か月が経過していました．その後，近隣の精神科外来に1週間に1回通院していて，服薬は今までどおり就寝前薬1回を，きちんと服薬しているという知らせが病棟にも届いています．

本事例からの学び

般化の問題

「入院中から自分で服薬する癖をつけておけば，退院しても継続できるだろう」とシンプルに考えて，服薬自己管理は始まったのでした．しかし，病棟でうまくいったからといって，退院後もうまくいくとは限りません．服薬自己管理に限らず，練習場面ではうまくやれても，実生活では練習した生活技能が活かされない場合が多いことを多くの看護師が経験しています．

こういった「般化」の問題は生活技能訓練（SST）でも重要なテーマです．SSTでは般化を促進するために，自宅などの生活場面でセッションでの成果を試してくるよう課題（宿題）が課されます．服薬自己管理の場合，これにあたるのが外泊中の服薬です．ショウコさんの場合でも，父親の無理解で外泊中は服薬していませんでした．また焦って次々と服薬してしまう失敗も外泊中に起きています．

外泊中の服薬についての情報は退院後の服薬の状態を想定するのに有用です．しかし，外泊中には誰が薬を管理し，どのような服薬状況だったのかなど情報が少なかったり，不正確であったりすることが多いのではないでしょうか．入院患者の服薬自己管理は，外泊中の自己管理も視野に入れ，退院後にどのような事態が起こりそうかを想定するための情報が必要です．

自己効力感を高める

病棟内では問題なく服薬自己管理を行えていたショウコさんでしたが，外泊中に問題が起きています．ショウコさんは，夕薬，就寝前薬を次々と内服して夕方帰院しました．「きちんとのまないといけない」という強迫的な思いがそうさせたと，後に話しています．このエピソードはショウコさんが規則的に服薬することにとらわれ強迫的となり，困惑していることをうかがわせます．相談する人もいない外泊中の出来事で，困惑に拍車がかかったのかもしれません．

ショウコさんには，他にも次のようなエピソードがありました．病棟行事として，一部負担金のあるバーベキューが予定されていました．お金を手にしたショウコさんはナースステーションに来て，「持っていると使ってしまいそう．このお金を預かって」と，バーベキューの一部負担金を預けたのです．

「統合失調症の患者は，常に未来を先取りし，現在よりも一歩先を読む」といわれます．バーベキューと外泊時の2つのエピソードは，ショウコさんの「先を読んで不安になり先走る傾向」を示しています[1)]．服薬自己管理でもこの傾向が，サポートのない外泊中に現れたのです．そして，自信をなくし，服薬自己管理をやめたいと言い出したと解釈できます．いったん，服薬自己管理の負担を軽くし，一歩一歩服薬自己管理の比重を高める工夫が必要とされたのでした．

慢性疾患の患者教育などでは，「その行動は自分にもやれそうだ」という自己効力感がもてるような学習支援が強調されます．成功体験の積み重ねが自己効力感を生みだしますから，目標は失敗体験をもとに達成可能性を考慮して，患者とともに設定するほうが望ましいといわれます．統合失調症患者の社会復帰などでよくいわれる「スモールステップ」もこのような自己効力感を高める工夫といえます．

ショウコさんの自信喪失から立ち直っていくプロセスも，目標を適度なものとし，それをスモールステップでクリアしていくことで自己効力感を高めていく過程であったといっていいと思います．患者の心理教育は，医療者と患者の間で情報交換しつつ進展していく協働という側面をもっています．これは「コンプライアンス」という言葉のもつ，「指示する者，それを実行する者」という考え方の反省に立って使われ出した「アドヒアランス」という言葉の意味するところでもあります[＊1]．はからずもショウコさんの場合，外泊中の服薬の失敗はその後の協働としての服薬自己管理につながっていったといえます．なぜ失敗するかを看護スタッフとともに考え，サポートを受けたことで，その後の服薬自己管理が順調に推移していったのです．

（吉浜文洋）

MEMO

本事例から学んだこと

①服薬の失敗場面について，状況，患者の心理などのディティールの検討が必要である．
②自己効力感を高めるような視点をもって援助を行う．
③外泊中の服薬状況の把握は，退院後を想定するのに重要である．

＊1 **ページガイド**
1章「3．アドヒアランスとは何か」（p.20）を参照．

編者のコメント

本事例は，直球勝負でいくなら家族教育など家族への働きかけが重要な鍵になるケースだと思われます．しかし，キーパーソンとなる父親に変化を期待するのは困難を極めそうでした．患者本人の成長に焦点をあてたことが効を奏した症例でしょう．本事例に限らず，家族の回復は本人の回復より遅れるものです．退院後は病気や治療への理解が乏しく，支配的な父親の元での生活となることを考えると，患者に十分力をつけてもらうと同時に，少しでも家族が変わるようアプローチも続ける必要がありそうです．

「般化」と「自己効力感」については本事例の執筆者の書いたとおりだと思います．

文献

1）木村　敏．時間と自己．中央公論新社；1982.

11 拒薬が続いた若い女性患者の事例

POINT

処方されていた主な精神科薬1日量

【毎食後】

・ハロペリドール（セレネース®）0.75mg 3T × 3

・ビペリデン（アキネトン®）1mg 3T × 3

【就寝前薬】

・ニトラゼパム（ベンザリン®）10mg 1T

・セレネース®3mg 1T

※拒薬のため，服薬していない

患者基本情報

①仮名：ミキさん，②性別：女性，③年代：20歳代前半，④疾患名：統合失調症，⑤過去の入院歴：なし，⑥今回の入院：初回入院

入院まで

地方の高校を卒業して上京し，アルバイトをしながら専門学校へ通っていました．19歳のときに，幻聴や作為体験（笑わされるなど）があり，親戚に相談したが，そのうち消失．翌年，また幻聴が現れたため実家に帰り，祖母に相談したが，相手にしてもらえず帰京しています．

翌年，また幻覚・妄想状態となり，万引きや不審な行動で警察に保護されたり，家賃滞納で大家から苦情がもち込まれたりすることもありました．東京在住の親戚が帰省を促しましたが，故郷とはまったく違う北の町へ行き，駅で警察に保護され，母親が迎えに行く事態となりました．帰省後も街を徘徊し，入院となります．

MEMO

入院時の状況

入院時は拒絶的で，身体の診察も拒否し，服薬を勧めても「嫌です」と答え，何日も入浴していない様子で強い体臭があった．涙を流して「こんなこと…ヤバイ」と独語ふうに言ったり，問いかけに「どうしていいかわからない…，混乱している，声が聞こえる．不安，吐き気，ふるえがある」と答えたりすることもあった．

入院後の経過

入院当日は，昼ごろ入院に納得しないまま病棟へ連れてこられ，服薬は拒否したものの13時には昼食を全量とり，その30分後には熟睡しています．看護師は，2〜3日は強制的な治療は行わない方針を主治医と確認しました．

入院4日目，身の回りのことには無頓着で，髪もぼさぼさでした．「北の町に行ったのは，酒は飲んでいなかったけど酔っているような感じで，よく覚えていない」「（入院したのは）急に泣いたり，感情のコントロールができなかったりしたからでしょう」「（感情のコントロールができなくなったのは）入院の50日ほど前にコンサートに行ってから．そこでは，みんなが反対のことを言っていた．X市にいたのに，N市だと言うし…変でしょう？」「テレビの中から見られている気がして，テレビも見れない」などと話しました．

周りの様子が何か変だと感じているようでしたが，それほど困っているわけではなさそうでした．「薬はのまない．今は感情コントロールできるし，急に

泣いたりしないでしょう？」とやはり服薬には応じません．しかし，日によっては音楽を聞きながら声を張りあげて泣いたり，歌ったりすることもあり，声をかけると「悲しいことを思い出して．大丈夫です」と答えていました．

入院から11日目．薬を勧めると，やや不機嫌で「入院のときみたいに状態が悪くなったらのみます．今日は確かに状態はよくありませんが，そこまでいっていません」と拒否．このように「薬を必要とする状態になればのみます」という応答が連日繰り返され，拒薬が続きました．睡眠については，本人は「昼も夜も寝ている」と言い，確かに夜も良眠で昼間も寝入っている日が多くありました．同室の患者も「いつも寝ている」と言っていました．

入院2週間目．幻聴は弱まっているようにみえました．本人に確認すると「幻聴はない」「今日は調子いい，テレビも見たし」と言い，入院時の「テレビの中から見られている」という症状は消失していました（本人は，テレビを見ることができることを症状改善の指標としていました）．入院時より疎通がよくなってきている印象でした．

しかし，夜間は不眠で「妄想がすごくて眠れない．自分でも妄想なのか現実なのかわからない」と苦しそうに話すこともありました．それでも服薬には応じません．この時期，夕方に微熱傾向となる日が続きました．

入院3週間目ごろ．怒りっぽく情動不安定なこともありましたが，逸脱行動はありませんでした．しかし，拒薬は続き，看護師が粘り強く服薬を勧めても，「症状はあるけど，のみたくない」の一点張りで押し通しています．幻視・幻聴があるのではないかと思われました．

入院28日目から服薬し始める：服薬前後の状況

服薬の気配は入院20日目ごろから感じられました．入院20日目の夕方，ナースステーションに来て「薬をのもうか迷っている」と言い出したのです．「もうよくなっているけど．何も聞こえないし…．ときどき幻覚はみえるけど，（幻覚の人に）会えなくなったら淋しい．明日になったら（薬を）のめるような気がする．（のみに）来ただけでも進歩だよね」などと話し，その日は服薬しませんでしたが，それまでにない柔軟な態度でした．翌朝，服薬は拒否したものの，「先生ときちんと面談もしていないし…．それまではのむのを待ってください．でも私，入院前と比べてよくなったと思う．あのときは泣いてばかりだった．今はそんな気分もないし」と看護師に話しています．

この間，悪夢はありましたが，不眠はなく，身体的には微熱傾向が目立つ程度でした．テレビも視聴しており，看護記録の記載からすると精神症状はかなりよかったのではないかと思います．

入院28日目の午前中，自らナースステーションに来て，看護師と表1の会話をしています．このように積極的に服薬を申し出てきたのは初めてでした．

> **MEMO**
> **入院3週間目ごろ**
> ここまで看護師は，服薬時間ごとに薬を勧めては拒否され引き下がるということを繰り返している．病院に対する不安感，不信感が軽減するのを待つことがケア方針として確認されていた．

しかし，昼薬はのみに来ないため保留とし様子をみていました．服薬の意思がきちんと固まったわけではないのです．

夕薬は「看護師さん，頼みますよ．のんだらよくなりますよね．だからのみに来ました」と言い，服薬しました．そのとき，朝薬を服薬した感想を聞くと，「初めてのんだからよくわからないけど，少しボーっとした感じはある」と話しています．夕薬服薬後しばらくして，服薬でどのような変化があったか看護師に尋ねられ「映像が見えなくなった．少し頭が痛いようなボーっとした感じはある」と答えています．頭がボーっとすることについて看護師は，「次第によくなってくる」と説明しました．これに対しミキさんは「○○病院を信じていいんですね？　信じますよー」と印象的な言葉を返しています．そして，就寝前薬は「早く治してくださいね」と言いながら服薬しました．

翌朝（入院29日目）は起床時に怒っていたために，拒薬かと思われましたが，看護師と表2のようなやり取りの後に服薬しています．このエピソードは主治医に報告され，その日の就寝前薬から減薬となっています．以後，薬についての訴えはなく，規則的に薬を服用しています．

以後の経過は図1のとおりです．多床室から観察室（ナースステーションの隣り）への移動がかなうと「(入院当初いた) ここが落ち着く」と表情を明るくして話していたのが印象的でした．

POINT

服薬している主な精神科薬1日量（減薬後）

【朝食後・夕食後】

・ブロムペリドール（インプロメン®）1mg 2T×2

・アキネトン® 1mg 2T×2

【就寝前】

・インプロメン® 1mg 1T

・プロメタジン塩酸塩（ピレチア®）25mg 1T

MEMO

ミキさんの体重

体重は入院時62kg，入院17日目65kg，46日目67kg，81日目70kgと増加しており，入院中，食事摂取等に問題はなかったと思われる．

事例からの学び

入院当初の過眠

この事例で特徴的なのは，入院初期の過眠傾向です．この過眠で幻覚・妄想状態が軽減し症状全般が改善する方向に向かった可能性があるのではないかと思います．19歳と20歳時の過去2回の幻聴も，このような過眠状態を経て消退したのではないかと考えられます．統合失調症圏の精神病は「無理の状態」

表1　初めて服薬を申し出たときの看護師との会話

ミキさん	：(薬を手渡そうとした若い看護師に)「安定剤は抜いてください．精神は安定しているから」
若い女性看護師	：「(この薬は，そういう意味での) 安定剤ではありません．副作用止めと幻聴などミキさんの症状に効くと思われる薬が入っています」
ミキさん	：「それはわかっています．だからのみに来ました」(とスムーズに服薬)「のみましたからね．効くとは思わないけど」(と言い残してナースステーションを離れる)

表2　副作用を感じたときの看護師との会話（服薬2日目）

ミキさん	：(怒った顔で)「もう薬はのみませんからね，これのんだからフラフラして大変，あーっ騙された」
看護師	：「主治医に話し，処方薬の検討をしてもらいます」
ミキさん	：「確かに映像は見えなくなった．だけど朝起きづらいのとフラフラするの何とかしてください」
看護師	：「それも含めて主治医に報告しておきます」
ミキさん	：「じゃあ，朝の薬ものんでおきます．肌荒れもしているからビタミン剤も出して」

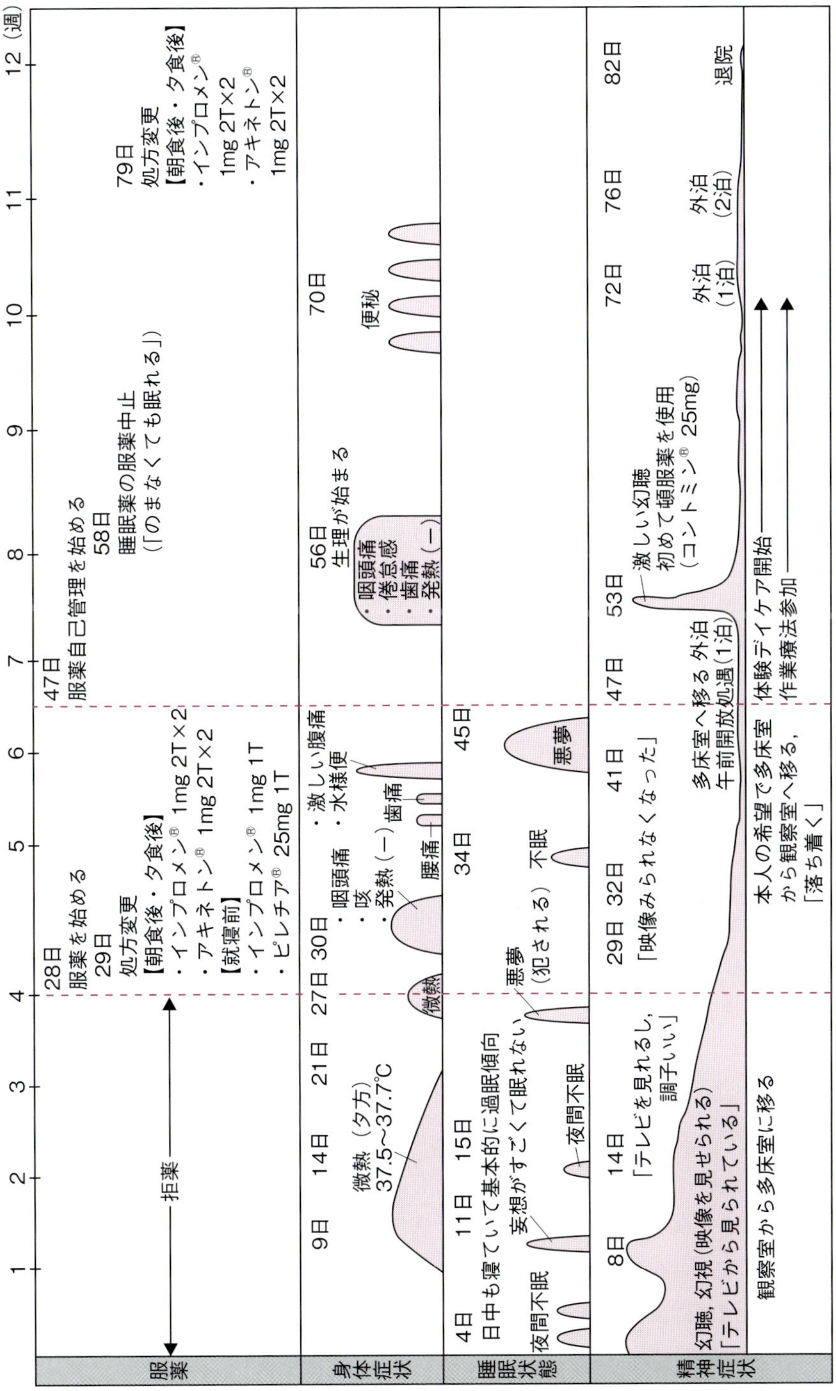

（週）
1 2 3 4 5 6 7 8 9 10 11 12
服薬
拒薬
28日 服薬を始める
29日 処方変更
【朝食後・夕食後】
・インプロメン® 1mg 2T×2
・アキネトン® 1mg 2T×2
【就寝前】
・インプロメン® 1mg 1T
・ピレチア® 25mg 1T
47日 服薬自己管理を始める
58日 睡眠薬の服薬中止
（「のまなくても眠れる」）
79日 処方変更
【朝食後・夕食後】
・インプロメン® 1mg 2T×2
・アキネトン® 1mg 2T×2
身体症状
9日 14日 21日 27日 30日
微熱（夕方）37.5～37.7℃
微熱
・咽頭痛
・咳
・発熱（－）
腰痛
歯痛
・激しい腹痛
・水様便
56日 生理が始まる
・咽頭痛
・倦怠感
・歯痛
・発熱（－）
70日
便秘
睡眠状態
4日 11日 15日 34日 45日
日中も寝ていて基本的に過眠傾向
夜間不眠
妄想がすごくて眠れない
夜間不眠
悪夢（犯される）
不眠
悪夢
精神症状
8日 14日 29日 32日 41日 47日 53日 72日 76日 82日
幻聴，幻視（映像を見せられる）
「テレビから見られている」
「テレビを見れるし，調子いい」
「映像みられなくなった」
激しい幻聴
初めて頓服薬を使用
（コントミン® 25mg）
外泊（1泊）
外泊（2泊）
退院
観察室から多床室に移る
本人の希望で多床室から観察室へ移る，「落ち着く」
多床室へ移る 外泊
午前開放処遇（1泊）
体験デイケア開始
作業療法参加

図1 入院から退院までの経過

から「焦りと不安の状態」を経て発病に向かうといいます．しかし，この段階で「疲労で眠りこんだり，休息したり身体の病気になったりすれば，精神の病気にならない」[1] ことがあるとも考えられています．このような状態は自然治癒を促すのかもしれません．4 週間の拒薬を容認できた背景の一つは，過眠傾向のゆえか，本人も主張しているとおり「入院時よりいい状態」が続いたことです．

病院を信用できることと服薬

内服を始めるまでの 27 日間，看護師は服薬を勧めては断られるということを繰り返していたわけですが，患者・看護師双方がお互いを知り信頼関係を構築するには必要な時間であったとも考えられます．

現在の精神科急性期医療（精神科救急病棟，急性期治療病棟）は，診療報酬上の施設基準として，新規入院患者の 40％以上を 3 か月以内に在宅に移行させることが求められていますから，どうしても時間を意識させられます．

しかし，長期的な視点では，初回入院時に信頼関係をつくるのに時間をかけることは無駄ではないと思います．性急な強制治療が信頼関係を損ね，拒薬などによって再発の繰り返しになることもあるからです．初回入院時に「病院は信用できる」と思ってもらえれば，その後何十年と続くかもしれない精神科医療や薬とのつきあいにとって貴重な財産となります．

悪夢が服薬の契機となっている

服薬のきっかけになっているのではないかと思われるのは入院 25 日目から出てきた「悪夢」です．ミキさんが「映像」と言っているのも悪夢と関係があるかもしれません．統合失調症の急性期では夢機能は働かないといわれます．薬物療法なしでも悪夢という形ではありますが，夢機能が働き始めるような回復段階（臨界期）まで達していたとも考えられました．

病歴から自然治癒的な回復の経験がうかがえる場合，一定の回復を待って本人の同意を取りつけつつ薬物療法を開始することが考えられてもいいかもしれません．少なくとも症状，行動への対処が緊急を要さないと思われる場合は，強制的な治療には慎重さが必要なことをこの事例は教えています．

振り返ってみると薬物療法なしでも病状が回復する可能性を感じて，強制的な治療に踏み切るのを躊躇した面もあるような気がします．

薬物療法が回復過程を進展させた

悪夢が臨界期の症状だったとすれば，すでに回復に向かっていたところに薬が有効に働いて回復を促進したのかもしれません．薬物療法は「回復臨界期の壁を押し下げて回復過程を発動させる働き」[2] をした可能性があります．

服薬し始めて 2 日後からのさまざまな身体症状（腰痛，歯痛，腹痛など）は，臨界期の「身体の揺れ」だったとも考えられます．この時期，ミキさんは希望して多床室から観察室に移ってきています．幻聴などが消失することによる孤独感があって看護師が見守っていてくれる空間を求めたのかもしれません．「ときどき幻覚は見えるけど，（幻覚の人に）会えなくなったら淋しい」という言葉は臨界期の孤独を表現しているように思えます．

回復過程を見極め，その時期の症状，心理などを想定して抗精神病薬の作用の仕方を想定しておくことが，統合失調症圏の患者の薬物療法にとって何よりも必要だという気がします．

（吉浜文洋，田中有紀）

編者のコメント

精神科臨床において拒薬は避けては通れない課題です．病識のない患者が服薬や治療を拒否しても，信頼できる関係を構築し，治療的なアプローチを進めていかなければなりません．このような場面では，医療者は患者から治療に対する思いや姿勢といったものを査定されている気がします．ですから，「あなたにとって必要な薬であるからのんでほしい」と伝え続けることは大切です．「のみたくないならのまなくていいよ」という態度は，不必要な薬をのまそうとしているのではないかという不信感につながります．かといって，強引に服薬を強制したり，押さえつけたりして注射などをすると，信頼関係を築くのは困難になります．

現場で必要とされる対応は，本事例のように根気よく服薬を勧め続けることでしょう．そして重要なのは，そのタイミングです．本症例では回復過程のなかで臨界期のタイミングを見逃さずにアプローチしたこともよかったと思われます．このような変化の兆しとかかわりの勘所を捕まえることが大切でしょう．

◆ 文献

1）中井久夫．最終講義—分裂病私見．みすず書房；1998．p.51．
2）中井久夫．中井久夫著作集 1 巻 精神医学の経験 分裂病．岩崎学術出版社；1984．p.313．

5章

服薬支援の実際

1 服薬支援の流れ

入院時から退院後の通院治療までの流れ

はじめに

統合失調症患者の治療にかかわる看護師にとって，薬はとても身近な問題です．看護師は「患者が服薬を継続できるように」と思いながらかかわっていることでしょう．一方，患者にとって「服薬する」というのは，どのような意味をもつのでしょうか．

統合失調症の患者にとって，「服薬する」あるいは「服薬しない」という行動は，薬が必要だとされているその疾患（状態）を，患者自身がどのようにとらえているのか（とらえていないことも含めて）という，「病気を受け入れていくプロセス」と関連しているように思います．また，服薬は毎日，長期間，続けることが必要であるとされていますし，副作用のなかには日常生活に影響を及ぼすものがあることから，患者にとっての服薬行動は日常生活に密着しているともいえるでしょう．

さらに，統合失調症の症状は，「腫瘍がある」「血糖値が高い」などのように客観的にみることができないため，症状として自覚することが難しく，服薬をはじめとする治療に対し自らが取り組むまでに時間がかかるという特徴もあります．つまり，自ら病気をコントロールするために服薬を継続しようとするまでの道のりが，とても長いのです．看護師はこのことを念頭に置き，長期的な視点をもちながら患者の生活に目を向け，服薬を継続できるような支援をしていくことが必要です．

現在は，精神疾患に限らず，服薬行動については患者自身が責任をもって治療法を守るという，アドヒアランスが重要とされています[*1]．そのため看護師は，薬についての正しい知識をもち，正しく与薬するということだけでなく，患者がどのように疾患を理解しているのかについても目を向けて，どの時期においても患者のアドヒアランスの向上につながるようなアプローチをすることが求められます．

本稿では，入院時から通院治療に移行するまでの服薬支援の流れを，各時期

＊1 ページガイド
1章「3．アドヒアランスとは何か」（p.20）を参照．

表 1　入院時から通院治療に移行するまでの服薬支援のポイント

入院時のポイント	治療が軌道にのってきた際のポイント	退院時のポイント	通院治療に移行した際のポイント
服薬行動に関する情報収集 ■向精神薬の使用経験 ■のみごこち ■今までの服薬は誰がどのように管理，サポートしていたか ■副作用の既往 ■服薬中断の経験の有無とその理由 ■服薬中断による再入院の場合 **服薬行動に関するオリエンテーション** ■事前に医師からどのような説明が行われているのかを把握しておく ■服薬回数や時間，薬の種類や量について説明する ■わからないことはいつでも聞いてください，と伝えておく **〔患者に服薬拒否がみられた場合〕** ■与薬方法を工夫する（時間・場所・剤形・人） ■患者がとらえている困りごとに焦点をあてる ■倫理的な側面から与薬方法を考える ■強制的な与薬であっても経口内服に切り替える機会を見逃さない **副作用の早期発見** ■過鎮静 ■めまい ■立ちくらみ ■アカシジア：落ち着かなさ ■悪性症候群：発熱／頸部の硬直／高血圧や頻脈などの徴候 **他職種との情報交換** ■副作用に関する報告 ■気になる状態は記録に残し，情報交換をする **〔身体合併症がある場合〕** ■薬ののみ合わせによっては処方内容や服用方法を変更する **〔妊娠している場合〕** **〔修正型電気けいれん療法を受ける場合〕** ■薬を漸減する	**日常生活援助をとおして薬物療法の効果・副作用の観察** ■活動と休息のバランスに注目する ■睡眠のパターンを観察（入眠困難／中途覚醒／早朝覚醒） ■睡眠薬の副作用に注意 ■処方変更時のモニタリング **血液データのモニタリング** ■血中濃度（リチウム／カルバマゼピン／バルプロ酸） ■肝機能障害 **患者の実感を聞く** ■患者の実感をもとに今後の服薬行動へとつなげる **副作用への対処や悪化予防** ■便秘（水分や食物繊維の摂取を勧める／排便のリズムをつける／下剤の検討） ■口渇（水分摂取量の観察） ■体重増加（定期的な腹囲や体重の測定／間食量の検討） **〔頓服薬を使用する場合〕** ■患者の主訴と精神症状の観察から判断して適切な与薬を行う ■頓服薬の使用状況について情報交換を行う	**退院後の生活に合わせた服薬行動の検討** ■服薬の回数や時間 ■個人の嗜好や生活様式 **外出・外泊中の服薬行動のふり返り** ■のみ忘れ ■日常生活上の支障 ■退院後に服薬を継続していくための弊害 **不適切な服薬行動への対処** ■不適切な服薬行動に至ったプロセスを把握する **服薬を管理する方法の検討** **服薬への関心を高める** **服薬行動についての教育的なかかわり** ■自己調整をしないで医師に相談する ■症状と薬を結びつけて説明する **〔服薬自己管理を開始する場合〕** ■服薬管理能力の査定 ■管理する量（1日分，1週間分）を決める ■のみ忘れの予防 ■その他の工夫 **退院後のトラブルの対処** **薬剤師との連携** **家族に対しての支援** ■家族に対する心理教育 ■外出・外泊時の服薬行動について家族の思いを聞く	**退院後の服薬行動に関する情報収集** ■処方が変更になったときなど，顔をみかけたときに声をかける ■医師への情報提供 ■外来との連携 **適切なアドヒアランスの評価** **家族に対する支援** ■第三者の協力を得て家族の負担を軽減する **〔服薬アドヒアランスが低い場合〕** ■不適切な服薬を早期に発見し対処する **通院を継続できるよう援助する**

の患者の状況に合わせて簡単に述べ，次稿「入院時から退院後の通院治療までのポイント」ではその支援について具体的な内容を述べていきます（表1）.

服薬支援の流れ

入院時

入院してくる患者の多くは，入院前に外来を受診し，何らかの向精神薬を服用した経験をもっているでしょう．入院前の服薬行動は，今後の服薬行動を支援するうえで非常に参考になりますので，入院時には向精神薬の服用経験を含め「服薬行動に関する情報収集」を行います.

特に再入院となる原因の多くは，向精神薬の服用中断による症状悪化であるため，再入院をしてきた患者に対して「服薬中断に至ったプロセスを把握する」ことも必要です．そして，このように収集した情報を参考にしながら，「服薬行動に関するオリエンテーション」を行います.

患者は自らの意思で入院する場合，強制的に入院させられる場合，入院が初めての場合，再入院の場合とさまざまですが，どのような患者にとっても，「入院」は生活の変化を強いられる体験です．また入院時には，陽性症状や認知機能の低下によって，患者は自分自身で適切に服薬することが難しい，混乱した状況にあります．そのため，それまでの服薬行動に関する情報をもとに，個々の患者の精神状態に合わせたていねいなオリエンテーションを行い，服薬行動を見守っていくことが必要になります.

入院治療への拒否が強く，患者が服薬を拒否する場合には「与薬の方法を工夫する」「患者がとらえている困りごとに焦点をあてる」「倫理的な側面から与薬方法を考える」「経口内服に切り替える機会を見逃さない」といったことを行いながら，できるだけ強制的な与薬にならないよう心がけます.

また向精神薬には，苦痛を伴う副作用が多く，服薬行動の継続に大きな影響を及ぼします．そのため看護師は，薬に関する知識をもって患者の様子を観察し，「副作用の早期発見」に努め，副作用やその兆候を発見した際には，医師に報告するなど，「他職種との情報交換」を行いながら速やかに対処します.

このように，個別の状態に応じてていねいなオリエンテーションを行うなど，不快を伴う副作用を早期に発見してすばやく対応することは，患者の薬物療法に対する不信感や不快感の軽減につながり，服薬行動の継続やアドヒアランスの向上になります.

病的体験や，苦痛の大きいこの時期を見守ってくれる看護師という存在は，患者にとって，その後の服薬行動を続けるための，安心できるパートナーとなりえます.

治療が軌道にのってきた際

入院後の薬物療法が効果を発揮すると，患者の病的体験はおさまってきます．この時期，看護師は，日常生活援助をとおして，薬物療法が患者にとって効果的に作用しているのか，有害な作用を及ぼしていないかどうかをアセスメントします．日常生活のなかでも，特に日中の活動性や睡眠は精神症状の変化と強く結びついているため，「活動と休息のバランスに注目」し「睡眠パターンを観察」することが重要です．また，この時期は患者の状態に合わせて，処方を変更することが多く，「処方変更時のモニタリング」も看護師の重要な役割となります．

さらにこの時期は，不眠時や不穏時，副作用止めなど，患者が「頓服薬を使用する場合」も多くあります．このようなときには，患者の訴えや客観的な観察から症状を判断して頓服薬の与薬を行い，その効果を評価するという「適切な与薬を行う」という役割もあります．頓服薬の使用状況については，「医師や薬剤師と情報交換を行う」ことで，より適切な薬の処方へと役立てることができます．そして，頓服薬を使用する際に重要なことは，どのような状態のときに，どの薬を，どのタイミングで使用すると効果的なのかなど，頓服薬の使い方について患者が学べるよう「教育的にかかわる」ことです．

薬の効果や副作用に関するアセスメントは，実際に観察できる患者の様子からだけでなく，「血液データによるモニタリング」や「患者の実感を聞く」ことからも行います．この時期には，便秘や口渇，体重増加などの副作用が多くみられるため，患者の服薬アドヒアランスを低下させないためにも，「副作用を早期に発見し，悪化の予防」に努めます．

退院時

非定型抗精神病薬が主流となってきている現在は，錐体外路症状などの副作用が少なくなり，多くの患者にとって退院するまでの速度が速くなっています．そのため看護師は，退院が決まって病棟での患者の日常生活が安定し始める早い時期から，退院後も服薬を継続するためにはどうしたらよいのかということについて考えていきます．服薬の回数や時間などが退院後の生活にあっているか，個人の嗜好や生活様式はどこまで守られるのかなど，退院後の生活を想定しながら，患者とともに具体的に「退院後の生活に合わせた服薬行動」を考えます．

またこの時期には，患者が外出や外泊をするようになります．この時期の外出や外泊は，退院後にどのような問題が起こるのかを考え，その対処方法を学ぶための貴重な機会です．看護師は患者や家族とともに「外出や外泊の服薬行動をふり返り」，今後の服薬行動を具体的にイメージしていきます．外出や外泊では，予定どおりに服薬できなかったり，予測できなかったことが起きて適切に服薬できなかったりします．看護師は，このような不適切な服薬行動は，患者なりに判断して対処した結果であることを踏まえ，「不適切な服薬行動への対処」を行い，今後は患者がより適切な服薬行動がとれるように支援します．

また，この時期は患者の病状が安定して処方内容の変更がなくなるころですから，「服薬を管理する方法の検討」を行います．患者が服薬を継続していくために，可能なことは患者自身が行い，どのような周囲のサポートが必要なのかを見極めます．入院中から服薬自己管理を行う場合には，「のみ忘れを予防する工夫」や，患者がのみやすく，管理しやすいような「その他の工夫」をしていくことも服薬継続に役立ちます．

さらに看護師は，服薬を自己管理するかどうかにかかわらず，患者が薬に対して不安や疑問を表出した場合には，できるだけ「服薬への関心を高める」「教育的なかかわり」など，服薬アドヒアランスが向上するよう支援を行います．

退院後の生活では，薬を服用し忘れる，服用しているうちに副作用が出るなどのトラブルに直面することもあります．そのため，入院中から「退院後のトラブルの対処」について患者とともに考えておくことも重要です．トラブルの内容はさまざまであるため，その内容に応じて医師，薬剤師，看護師のなかで，最も適切な職種が相談にのり，患者，家族とともに，対処方法を検討していきます．この時期には，他職種で協働して，服薬行動についてのさまざまな教育的支援を行いますが，特に服薬指導など「薬剤師との連携」が多くなるでしょう．

退院後に家族と同居する患者が服薬行動を継続するためには，家族のサポート体制が大きく影響します．そのため，看護師は外出・外泊の際に家族に声をかけ，服薬行動に関する思いを聞くなど，「家族に対しての支援を行う」ことも重要です．

通院治療に移行した際

この時期に，外来で看護師が行う服薬支援の一つは，「退院後の服薬行動に関する情報収集」です．入院中と比較して，通院治療となった患者の服薬行動に関する情報を収集するのは簡単なことではありません．そのため看護師は，顔をみかけたときに声をかけて話を聞いたり，病棟と連携したりして情報を収集します．これらの情報をもとに「適切なアドヒアランス評価」を行い，現在の患者の服薬アドヒアランスにあった支援を行っていきます．また，家族が服薬にかかわっていることも多くありますので，「家族に対する支援」も忘れてはならないことです．

服薬アドヒアランスが低い場合には，処方されている薬の一部しか服用しなかったり，薬を過量に服用してしまうといった行動につながりやすいと考えられています．そのため，看護師には短いかかわりのなかから，「不適切な服薬を早期に発見し対処する」という難しい役割もあります．

通院治療に移行した場合の服薬行動は，「患者が通院すること」で成り立ちます．この時期の服薬行動の支援は，「通院を継続できるような援助」ともいえるでしょう．

（岡本典子，遠藤恵美）

入院時から退院後の通院治療までのポイント

入院時のポイント

患者はさまざまな状況で，入院してきます．自らの意思で入院してくる患者，家族に連れられて入院してくる患者，なかには治療を希望することなく連れてこられ，入院を余儀なくされる場合もあります．

統合失調症の患者は，その疾病の特徴から入院について完全に納得していることは少ないのですが，何らかの生活上の不具合やつらさを経験している場合が多く，「不眠をなんとかしてほしい」「声（幻聴）が聞こえてつらくて外に出られないからきた」といった理由だけで，断片的に治療を了解して入院に至ることもあります．

服薬行動に関する情報を収集する

入院時には，今後の服薬支援を適切に行うために，今までの服薬に関する情報を集めます．入院してくる患者は，入院前に外来などで向精神薬を処方され，服薬の経験がある場合が多いので，副作用はなかったか，効果をどのように実感していたのか，のみごこちはどうだったのかなど，患者本人や，家族から服薬行動に関するエピソードを聞いていきます．

● 服薬中断に至ったプロセスを把握する

再入院となった患者の場合，多くは服薬の自己中断から症状が再燃して入院に至ります．「よくなったから薬は必要ない」「症状が変わらないから必要ない」「薬をのみ忘れた」「副作用がつらい」などが中断の理由としてあげられ[1]，怠薬は再入院の主要な要因となっています．その患者が服薬を中断してしまったプロセスについて，①のまなくなった理由，②入院前の患者の生活背景，③外来通院中の医師との関係，④患者の周りにいる家族などが患者の服薬行動をどのように支援していたのか，⑤薬そのものの使用感やのみやすさはどうだったのか，などを聞きながら把握していきます．

服薬行動に関するオリエンテーションを行う

看護師は収集した情報を活用し，さらに医師が服薬に関して患者にどのような説明をしているのかを把握したうえで，1日何回，何時ごろに，何種類の薬をどのくらい（錠数，包数など）服用するのか，などの説明を行います．看護師が，患者に処方されている薬の内容，効果と副作用，特徴や注意点などを把握していることは大前提ですが，この時期に看護師自身がもっている情報をすべて患者に提供することは，患者の不安を募らせることがあるので注意が必要でしょう．特に副作用に関しての説明は，患者の薬物療法に対する不安や不信を抱かせ，今後のアドヒアランスに影響を及ぼすため*1，慎重に行います．

初回発症の統合失調症の患者は，早期発見，早期治療を行うことで長期予後を改善でき，非可逆的な脳の発達障害を食いとめることができる[2)]ため，確実に服薬することは非常に重要です．看護師の説明によって，患者が自分ののんでいる薬について不信を抱くようになることはできるだけ避けたいものです．入院初期において，患者との関係性が確立していないなかで説明をするのは，とても難しいことです．実際には患者から服薬に関する質問があったときに，いつでも答えられるようにしておき，疑問があればいつでも看護師をとおして尋ねてもらってよいことを患者に伝えておきます．

入院時だけでなく，新しい薬を服用し始める，あるいは，薬の量を変更する，のみ方や剤形を変更するときは，基本的に医師から患者へ説明します．そのときには何も訴えがなかったとしても，実際に服用するときになって，与薬を行う看護師に対し，薬が変更されていることへの不安や不満を訴える患者も多くいるでしょう．看護師は服薬に関する変更点について，患者がどのように理解しているのかを確認し，その理解に応じて，種類や服用回数の変更点などを説明する必要があります．

患者に服薬拒否がみられた場合

ときに，患者自身の意思に反する入院や，急性精神運動興奮などで緊急性を要する入院である場合，患者は病気を受容できないため，しばしば服薬を拒否します．

無理に服薬を勧めると，患者は医療者に対して不信を抱き，今後の服薬行動に影響が出ることがあります．拒薬が続き治療が進まず，精神症状も改善しない場合，経鼻などから与薬を行うこともありますが，そのようなとき，患者は医療者に対する怒りから何を尋ねても返事をしなかったり，医療者を寄せつけないという拒絶的な態度をとったり，つばを吐いたり，威嚇したりするなど暴力的な言動をとることもあり，患者との関係性の構築が困難になることもあるでしょう．

与薬の方法を工夫する

統合失調症の患者は，認知機能障害から拒薬することがあります．そのような場合には，看護師が根気よく服薬の必要性を説明したからといって，それが功を奏するとは限りません．むしろ，時間，場所，薬の形態を変えたり，人を代えてみるといったことが，服薬につながることもあります．

たとえば，他の看護師が勧めても服薬してもらえないのに，特定の看護師が勧めると，どういうわけかスムーズに服薬してくれるといったことがあります．長期的にみると，このような与薬方法がよいとはいえませんが，臨床場面

*1 ページガイド
1章「3. アドヒアランスとは何か」(p.20) を参照.

ではしばしば目にする出来事であり，最初に患者の希望を取り入れることが，徐々にスムーズな服薬につながることもあります．

患者がとらえている困りごとに焦点をあてる

また，病気を否認していることの表れとして，拒薬が出現することもあります．このような場合には，病気だから薬が必要であるという説明よりも，今現在，患者が困っていることに焦点をあてて服薬を勧めると，うまくいくことがあります．

たとえば，急性期における患者は，脳の活動が著しく過覚醒の状態にあるため不眠が生じやすい状況にあります．そこから食欲低下につながるなどして身体的に疲労・疲弊している場合や，不安，緊張，混乱などの精神的疲労を生じている場合があります．このような状況は，患者にとっても苦痛であると推察できますが，多くの場合，患者は精神的疲労については実感がありません．そのため「あまり眠れていないようなので，薬をのんで体を休めましょう」というように，身体的疲労というわかりやすい形で表れている症状に目が向くようにかかわることが，服薬するきっかけになります．患者の合意に基づいた服薬によって，十分に睡眠がとれるようになると，患者が薬の効果を実感し，今後の服薬行動につながります．

倫理的な側面から与薬方法を考える

このような工夫がすべてうまくいくとは限らず，強制的な手段で服薬をしてもらう場合もあります．家族が，自宅で患者に服薬させることが困難なために，食事やお茶に薬を混ぜていたというエピソードを耳にすることがありますが，強制的に与薬せざるをえない状況下であっても，注射やデポ剤，胃管からの注入など，できるだけ患者の目に見える形で行っていくことが必要ではないでしょうか．そして，病棟では倫理的な視点をもちながら，強制的治療について常に議論するような環境をつくることで，強制的手段による与薬が長期化することを防ぐことができるのではないでしょうか．

経口服薬に切り替える機会を見逃さない

強制的な与薬をやみくもに続けることは，患者自身の服薬に対する抵抗感を増し，看護師に罪悪感をもたらします．したがって，患者の現実を認識する力が落ちているときでも，きちんとその必要性や効果を伝え，経口服薬に切り替えていく機会は逃さず，継続的に服薬に対するアドヒアランスを高める働きかけを行っていきます．

POINT

拒薬という場面に遭遇したとき，看護師は自分の業務が滞ることに憤りを覚えたり，自分のケアの未熟さに自己嫌悪を覚えたり，患者に対して嫌悪感を覚えたりするかもしれない．そのため，看護師は「いかに患者にうまく薬をのんでもらえるか」という方向にばかり目が向き，それを自分の受けもち時間内でまっとうすることにエネルギーを注いでしまう．これでは患者にとって治療的とはいえない．患者がどういう状況で服薬したのか，あるいはどのような状況で服薬しなかったのかといった服薬状況を把握し，医療チームで情報共有することが重要であり，「看護師が患者に薬をのませることができたかどうか」が重要ではないのである．

副作用を早期に発見する

薬物療法の開始後，初期に出やすい副作用としては，過鎮静，めまい，立ちくらみ，アカシジアなどがあります[3)]．特に初めて向精神薬を使う場合，ジストニア，ジスキネジアといった錐体外路症状が出やすくなります[*2]．このよ

＊2　**ページガイド**
1章「2．主な向精神薬と副作用」（p.11）を参照．

うな副作用の不快さは，服薬中断につながりやすいため，看護師は副作用をモニタリングし，早期に解決できるよう働きかけます．

錐体外路症状は嚥下障害をもたらすため，食事や口腔ケアの際に，飲み込みの状態や，むせ込みなどに注意して観察します．このように副作用がみられた場合は，原因となった薬を減量していくことが基本となります．

また，悪性症候群は抗精神病薬による治療を開始した後，あるいは増量した後，1週間以内に出現するといわれています[4]．若年男性は悪性症候群にかかるリスクが高いと考えられているため[*3]，若年男性が急性興奮で入院してきた場合，入院前の飲食状況や活動状況などから，悪性症候群のリスクについてもアセスメントをし，バイタルサインなどにも十分注意していきます．

＊3　**ページガイド**
2章「1．セルフケア・アセスメントと薬物療法」（p.32）を参照．

他職種と情報交換を行う

副作用を発見した場合は，看護師はすみやかに医師に報告をします．多くの場合は薬を減量してもらいます．しかし，入院初期には情報が少なく，今起こっている患者の状態が，薬によるものかどうか判断が難しく，医師に報告したほうがよいのか迷うこともあるでしょう．

そのような場合には，気になった状態を日々の看護記録に残し，他の看護師や医師，薬剤師との情報交換を積み重ねることが，患者の特性にあった適切な服薬支援を提供することに役立ちます．

身体合併症がある場合

身体合併症を抱えて入院してくる患者の服薬支援は，特に慎重さが求められます．向精神薬と合併症に対する治療薬ののみ合わせによっては，その薬の作用に影響を及ぼすことがあり，処方の変更や，服薬時間の変更が必要になります．たとえば，抗菌薬のなかには，マグネシウム含有の下剤と併用するときに，服薬時間の調整が必要なものもあります．そのため，身体合併症があり，持参薬がある場合には，早急に薬剤師に確認を依頼します．

患者は，従来服薬していた薬の種類や服薬時間が変わることによって，不安になったり混乱したりするでしょう．このような場合にも，看護師は不安を受けとめながら，ていねいに説明をしていくことが必要です．

妊娠している場合

統合失調症の患者が妊娠した場合，妊娠週数によって向精神薬を調整することがあります．このような薬の変化や，妊娠そのものの影響，また妊娠判明時の服薬自己中断によって，患者の症状が不安定になり，入院してくる場合があります．患者のなかには，妊娠時の服薬に対して否定的な感情を抱いていることもあります[5]．このような場合には，看護師は，出産に向けて入院が安全な環境であることや，処方されている薬の安全性を保障し，患者の出産や服薬に関する不安をていねいに聞いていく必要があります．

修正型電気けいれん療法を受ける場合

修正型電気けいれん療法（mECT）の施行までに，たいていの向精神薬は漸減します．特に抗けいれん薬は，けいれんの閾値を上げ，けいれん療法の効果を低下させてしまうため，てんかん患者を除いて，ほとんどの場合は中止します．統合失調症でリチウムを服用している患者は少ないかもしれませんが，リチウムはせん妄を起こしやすくするため中止します[6]．

このように薬を漸減することで，患者は一時的に症状が悪化することがあります．そのため，看護師は対処療法として頓服薬を使用し，患者がスムーズにmECTに臨めるように支援します．なお，この治療を受ける際には，向精神薬以外にも注意を要する薬（心血管系薬や血糖低下薬，緑内障治療薬など）があります．

治療が軌道にのってきた際のポイント

この時期の服薬支援は，薬の効果や副作用をモニタリングすることが中心となります．看護師は日常生活援助などをとおして，薬の効果を観察し，副作用を早期に発見して，適切な対処をすることで，患者の服薬アドヒアランスを高めることができます．

日常生活援助をとおして薬物療法の効果・副作用を観察する

●活動と休息のバランスに注目する

この時期の患者は，これまでの疲労感から活動と休息のバランスが崩れていて，夜間のみならず，日中もベッドで横になることが多いでしょう．生活リズムを無理に整えようとして，薬の調整をすると，かえって調子を崩すこともあります．患者の消耗したエネルギーを蓄える時期として十分な睡眠を確保することを優先するのか，少しずつ生活リズムを整える必要があるのかを考えていく必要があります．

●睡眠のパターンを観察する

ほとんどの患者が，就寝時に睡眠薬を服薬しています．睡眠薬には短時間作用型，中時間作用型，長時間作用型といったいくつかの種類があり，これらは患者の不眠の種類によって選択されます．看護師は24時間，交代で患者を観察しており，睡眠状態を客観的に観察できます．患者の主観的な睡眠薬に対する評価と併せて，患者の不眠の症状が入眠困難なのか，中途覚醒なのか，早朝覚醒なのかを観察し，症状にあった睡眠薬が処方されるよう医師と連携をとるとともに，タイミングよく不眠時薬を服薬してもらい，睡眠時間を十分に確保していくことが大切です．

睡眠薬の副作用に注意する

睡眠薬を服薬することで生じやすい副作用もあります．特に中時間・長時間作用をもつ睡眠薬は翌日へのもち越しがあり，眠気やふらつきを起こしやすく，またベンゾジアゼピン系の睡眠薬は筋弛緩作用による脱力があり，転倒・転落のリスクが高くなります[7]．睡眠薬だけでなく向精神薬の多剤併用をしている患者の転倒・転落は，副交感神経が優位に働いている夜間帯の発生が多く，また病室やトイレ，廊下といった場所での発生が多いことも知られており[8]，特に夜間のトイレ覚醒時や起床時の起立性低血圧によって生じる転倒・転落には，留意する必要があります．

転倒・転落に対しては，まず入院時に個々の施設内で作成している「転倒・転落スコア」などのスコアシートを活用して，個々の患者の転倒・転落に対するリスクの査定を定期的に行います．そして，履物の工夫，衣類の裾の工夫を事前に患者や家族に指導し，睡眠薬服薬後はなるべく速やかに入床を勧め，夜間覚醒時にはすぐに起き上がらずに，一度座位になってから動くか看護師を呼ぶよう，患者に指導していきます．しかし，認知機能が低下している場合は，事前にこれらの指導を行っても，夜間ふらつきが強いまま起き上がることで転倒・転落する危険性があるので，離床センサー，衝撃吸収マット，マットコールなどの予防具や，ポータブルトイレの設置についてあらかじめ検討し，転倒・転落に対する予防を行っていきます．

万が一，転倒・転落が起きてしまった場合には，早期にカンファレンスを開き，再び事故が起きないよう，睡眠薬や血圧を上昇させる薬の検討や，転倒・転落予防具の設置の検討，部屋をナースステーションや入り口に近いところに移動するなど，医療チーム内で情報共有・検討を行っていきます．

転倒・転落は，骨折や脳外傷など患者のQOLを著しく低下させる危険性があるため，十分，留意する必要があります．

処方変更時にモニタリングを行う

この時期は，薬の調整段階にあり，処方が変更されることがあります．薬を切り替えているあいだに，患者の精神症状の悪化や，離脱症状がみられることもあります．衝動的な行動を引き起こす場合もありますので，処方変更時に精神症状の変化や副作用の有無を観察していくことは重要です．

血液データによるモニタリングを行う

また同時に定期的な採血を行って，血液データの推移を観察していきます．血液データからは，血中濃度をみながら薬の効果や中毒症状を見極めたり，向精神薬によって生じる可能性のある肝障害の有無をみることができます．

統合失調症でリチウムを服用している患者はそう多くありませんが，リチウムの使用に際しては，特に定期的に血中濃度を測定し，薬の効果だけでなく中毒症状をモニタリングしていきますので，看護師も血液データに気を配る必要があります．

患者の実感を聞く

以上のような看護師からみた客観的データを念頭に置きつつ，患者自身が感じている変化についても聞くことが大切です．「よく眠れるようになった」「気持ちが楽になった」「いろいろなことが気にならなくなった」などの肯定的な感想が聞かれた場合には，患者が実感と薬の効果を結びつけていると考え，今後の服薬行動につながるように声をかけていきます．

副作用への対処と悪化の予防

患者の服薬に関する実感のなかには，副作用によるつらさも多くあります．この時期によく聞かれるものは，抗コリン作用による便秘や口渇です．これらの症状は対処することが可能ですが，患者のなかには正確に自分の身体症状を伝えられない患者もいるので，看護師の日々の観察とフィジカルアセスメントが重要になります．これらの副作用が遷延し，適切に対処されないままでいると，患者の服薬に対する抵抗感が強まることがあるため，適切な対処が必要です．

● 便秘

便秘は，抗コリン作用により腸内の運動機能が低下することで生じます．患者には水分や食物繊維を多めにとる，排便のリズムをつけるなどの生活習慣の見直しを勧め，それでも改善がみられない場合は，下剤を併用することについて検討します[9]．この時期は向精神薬を減量できないことが多いので，下剤を併用することが一般的です．

しかし，やみくもに下剤の量を増やすと腸管が麻痺してしまうので，看護師による生活指導を継続する必要があります．また，精神症状が安定すると向精神薬が減量され，それに伴って排便も整ってくるので，患者の排便状況に合わせて下剤の漸減も行います．

● 口渇

口渇は，抗コリン作用による唾液の分泌低下，もしくは視床下部の異常による中枢性の原因によって起こります．口渇が続くと患者の飲水量が増加し，水中毒の原因になるともいわれています[10]．水中毒の原因については不明な点も多くありますが，看護師は多飲の危険性をわかりやすく説明し，患者が飲水量をコントロールできるよう働きかけます．

また，場合によっては患者の水分摂取量を観察し，水分制限，あるいは採血や採尿による電解質や尿比重のチェックも行います．飴をなめることや咳嗽をすることは，口渇そのものをなくすことはできませんが，患者からは「口の渇きがあまり気にならなくなった」という反応が得られることもあります．

体重増加

体重増加も，便秘や口渇と同じくらい患者が日常的に抱えている不快感の一つです．体重増加を生じる理由として，向精神薬の多剤大量服薬，過鎮静，炭酸飲料や間食などの過食（食欲亢進）があげられ[11]，特に若い患者が「太るからのみたくない」という理由で向精神薬を拒否することがしばしばみられます．向精神薬のなかでも特に非定型抗精神病薬が，食欲亢進や脂質の代謝に影響しているといわれており，これらを服薬している患者の体重の推移には注意を払います．

患者に対しては，定期的に腹囲測定，体重測定を行い，必要な場合は間食の量を相談して決め，食事量の見直しをしていくこともあります．患者が空腹を訴えて，訴えるがまま食事形態を変更し，大量の間食購入を見過ごしていると，肥満を起こし，糖尿病や高脂血症といった身体合併症のリスクも高まります．基本的にこのような時期にある患者は，生活習慣を整える前に十分な休息が必要である場合が多く，活動性が低下していることが少なくありません．看護師はその患者の活動量に見合ったエネルギー量を考えて，患者と話し合っていく必要があります．

頓服薬を使用する場合

この時期は処方の変更や患者の変化とともに，頓服薬を使用する機会が多くなります．不眠のとき，不安や不穏などの症状が出たとき，副作用が出たときなどは，看護師の判断で頓服薬を渡します．これらの症状は退院後にも出現する可能性があるため，看護師は，退院後に患者が自分で頓服薬を適切に使用できるようになることを念頭に置き，頓服薬を使用していきます．

適切に与薬する

患者から頓服薬の希望があった場合，看護師はただ患者に与薬するだけでなく，患者の主訴と精神症状の客観的な評価から，適切な薬を選び与薬します．そして，服用後には再び，患者の主観を聞き，精神症状を観察して，その効果を評価します．看護師が適切な与薬を行い症状を和らげることで，患者は薬で対処することの有効性を実感することができます．また，看護師が判断力を磨き，不必要に待たせたりすることなく，タイミングよく頓服薬を使用することも，患者のアドヒアランスの向上に役立ちます．

医師や薬剤師と情報交換を行う

頻繁に頓服薬が必要な状況になった場合は，頓服薬の使用状況について，医師や薬剤師に報告を行います．この報告をもとに，定期処方薬の効果について，再検討を行う場合もあります．

退院時のポイント

統合失調症は，単に薬を服薬し症状が消失すればよいという病気ではなく，症状が消失し寛解して，心理社会機能も改善することが回復を意味します．また，慢性的経過をたどり，再発しやすい病気です．そのため，ある程度の症状の改善をみても，向精神薬はのみ続けていく維持療法が一般的です[12)]．つまり，患者は退院後も薬をのみ続けていく必要があります．定期的な服薬を継続するということは生活に密着したことであり，看護師は，患者が退院後にどのような生活を送るのかを知り，服薬行動を継続できるよう，支援していくことが必要です．

この時期の患者は，精神症状が落ち着き，少しずつ退院後の生活について考えるようになります．入院中の患者は皆，同じような，ある程度決められたスケジュールでの生活を強いられていますが，退院後には病院での生活とは違った，患者それぞれのさまざまな生活に戻ります．

退院後の生活に合わせて服薬行動を考える

たとえば，復職や復学を予定している患者では，昼食後薬をなくすことが可能かどうかを医師とともに検討する，朝の眠気が強くて朝食後薬や昼食後薬をきちんと服用できるかどうか心配な患者では，睡眠薬をのむ時間や，処方そのものの変更について医師と相談するなど，服薬の回数や時間を工夫します．

なかには，車の運転をしてよいのか，アルコールやたばこなどの嗜好品は以前のように摂取してよいのか，といった個人の嗜好や生活様式を具体的に反映した質問もあります．基本的には，向精神薬を服薬している場合は，眠気が生じるために運転は控えてもらう必要があり，特に睡眠薬（ベンゾジアゼピン系）を服用している場合は，記憶障害や呼吸抑制などを生じる可能性が高いため，アルコールとの併用は望ましくありません．またカフェインやニコチンも，向精神薬の代謝を促進して血中濃度を低下させ，期待する効果が得られにくいため望ましくありません．

しかし，これらを画一的にすべて禁止すると，アドヒアランスを低下させるおそれがあります．そのため，看護師はまず患者の気持ちに耳を傾けたうえで，わかりやすい言葉を使って指導していく必要があります．

外出や外泊中の服薬行動についてふり返る

患者はこの時期になると外出や外泊訓練をし，自宅での服薬行動を体験します．このような体験は，退院後の生活を想定する貴重な機会です．看護師は患者の外出や外泊中の様子を聞きながら，のみ忘れはなかったかどうか，退院後の日常生活を送るうえで，どのような支障がありそうかなど，今後，継続して服薬するときに弊害になりそうなことをていねいに聞き，患者，家族とともに対処方法を考えます．

不適切な服薬行動への対処を考える

外泊中の服薬行動を確認していくと，薬が残っていたり，定時薬とは別に持参した頓服薬の使用方法に問題があったり，自宅にあった市販薬や残薬をのんでいたりするなど「不適切な服薬行動」に遭遇します．

看護師は患者が外泊中に，どのような状況でこの不適切な服薬行動に至ったのかを，ていねいに把握していきます．ただし，看護師からみると適切ではない対処方法であっても，患者にとっては，自分なりに考えて対応した結果でもあります．そのことを踏まえ，決して責めることがないように，そのときの状況を聞き，次回の外泊では，患者がより適切な行動をとることができるように，患者や家族を交えて検討していきます．

服薬を管理する方法について検討する

この時期には，患者自身の精神症状，認知機能，薬に対する理解の程度や退院後のサポート状況などをもとに，退院後の服薬管理方法や，入院中から服薬を自己管理する必要があるのかどうか検討します．

患者に対しては，服薬を自己管理することについてどう考えるか，自己管理するとしたらどのような不安があるか，服薬に関して現在困っていることがないか，あればそれはどのようなものかなどを聞き，カンファレンスなどで患者による服薬自己管理が可能かどうかについて，医師や薬剤師を交えて検討していきます．

服薬への関心を高める

患者が服薬自己管理を行う場合はもちろん，服薬について関心をもち始めた場合，薬剤師による服薬指導が導入されます．看護師は，患者の服薬に対するちょっとした疑問や困りごとを受け止め，薬に対する関心をもっていることを評価します．たとえば，患者の気がかりに対し，「そのことはとても大切なことだから，薬剤師からきちんと説明を受けましょう」と伝え，服薬指導についての動機づけを高めます．

服薬行動について教育的にかかわる

退院後の服薬行動について，教育的にかかわることも重要です．最も重要なメッセージは，「向精神薬に関して何か不都合なことがあったときには，自己調整をせず，必ず医師と相談すること」でしょう．これは，医療者が機会があるごとに患者に伝えていきますが，患者は，「医療者が薬に関する不都合がないかどうかを確認し，適切に対処してくれる」というプロセスを通じて，体得していきます．

さらに患者自身がそのとき感じているストレスや副作用などの症状が，どの薬によって軽減できるのかを説明し，患者とともに判断をしたり，効果を確認したりすることが，退院後の適切な対処につながります．

服薬自己管理を開始する場合

服薬自己管理を開始するときには，患者の年齢，認知機能の状態，病気の理解度などを考慮して，1日分から管理するか，1週間分まとめて管理するかなどを検討します．同時に，薬剤師は薬の内容や効能について，書面（カラーで薬の形状が識別しやすく印刷されたもの）をもとに指導を始めます．

看護師は，患者が「自主的に薬をのむ」という行動を支援するため，患者が服薬の時間にきちんとのむことができるかどうか，誤薬しないかどうか，見守っていきます．患者によっては，薬を紛失したり，残数が合わなくなったりする場合があるので，一緒に確認をします．きちんと服薬できたかどうか，チェックリストを作成して視覚的にわかりやすく管理したり，服薬し終わった空袋を取っておいて看護師が確認したりするなどの工夫をする時期もあります．

●のみ忘れを予防する

服薬自己管理を始めると，適切に服用できない理由がわかることもあります．服薬そのものを忘れてしまうような場合は，日常生活で患者が一番多くの時間をすごす場所で，目につきやすい場所を定位置として決め，そこに薬を置いて対処してみるなどの工夫を，患者とともに検討します．軽度の認知的問題があり，服用回数や服用時期，服薬したかどうかがわからなくなるといった場合には，服薬ケースや服薬カレンダーなどの利用を勧めます．このような患者には，訪問看護師に残薬を確認してもらうなどの介入も効果的です．

●その他の工夫

基本的には，処方がある程度決まってきたら，患者の服用する薬は一包化し，下剤は排便状況に合わせて自己調整することが可能なように別包にしておくようにします．そうすることで，患者の手間を省き，自己管理しやすくなるため，服薬の継続には効果的です．さらに，患者が服用しやすいような剤形を選ぶことも効果的です．

退院後のトラブルの対処について患者とともに考える

退院後の生活では，服薬し忘れたり，副作用が出てしまったり，薬をのんでいても眠れなかったり，いらいらしたりするといった事態を経験することがあります．そのようなときにどう対処したらよいのかについて，入院中から学んでおくことも有用です．

服薬のし忘れ，副作用が出たときの対処方法は，服用している薬の種類によって異なります．そのため，入院中から薬剤師による服薬指導のなかで，対処方法を学んでおきます．また，定期的に服用していても，いらいらしたり眠れなかったりする場合の対処については，患者の生活をよく知る看護師が，入院中の頓服薬の使用経験と併せて，患者とともに考えておきます．

薬剤師と連携する

この時期は特に，薬剤師と協働して患者の服薬支援を行います．看護師の立場からは，どんなときにいらいらするのか，どんなときに生活リズムが崩れたり，睡眠障害が出たりしやすいのかなど，個々の患者のパターンを踏まえて，そのときの服薬支援について考えます．一方，薬剤師の立場からは，患者に処方されている薬について，専門的な内容を，わかりやすく説明してもらいます．

患者の生活を支える看護師と，患者に薬に関する専門的な知識を提供できる薬剤師，双方のコミュニケーションが円滑になることは，専門的な薬に関する知識を患者にわかりやすく提供し，具体的で実践可能な服薬管理の方法を指導することにつながります．薬剤師が専属で特定の病棟に出入りしている場合には，よりスムーズになります．

家族に対しての支援を行う

退院後に家族と同居する患者にとって，家族は患者の服薬行動を支えるための中心的な存在です．そのため，家族の疾病や服薬に対する正しい理解，服薬継続の必要性の理解は，患者と同様に必要です．しかし家族は，患者がどんな薬をのんでいて，今まで薬を患者がどのように管理していたのか，調子が悪いときに薬をどうのませてよいのか，副作用はどのようなものがあるのかといったことについては，知らない場合が多いようです．

そのため，入院中から家族を交えた疾病教育が医師などを中心として行われています．看護師が，外出や外泊時の服薬行動について家族に尋ねることも，家族の薬に対する関心を引き出したり，また，薬に疑問をもっている家族の場合は相談をする機会を提供することにつながります．家族が，患者の服薬行動に関する不安を表出し，理解を深めることによって，患者のアドヒアランスの向上につなげることができるような，看護師の援助が必要です．

通院治療に移行した際のポイント

服薬行動の支援は，もちろん入院中から退院後の生活を見据えて行われますが，実際にある一定の入院期間を経て自宅での生活に戻ってみると，イメージしていた生活とは異なることも出てきます．通院治療に移行したばかりの患者にとっては，入院生活のリズムから自宅生活のリズムへの変化に慣れていくことはとてもたいへんです．そのため，この時期の服薬支援では，現在の患者の生活パターンを確認することが重要です．

退院後の服薬行動に関する情報を収集する

通院治療に移行すると，服薬行動はほぼ患者本人やその家族に任され，患者の服薬行動に関する情報は，外来診察での様子や本人からの訴えが中心で，入院中と比較するとごくわずかしかありません．そのため，看護師は，処方が変更になったときなど，患者の顔をみかけたときに声をかけ，次の外来で副作用やのみごこちを聞くなどの情報収集を行います．病棟看護師が外来業務を兼ねる場合は，特に患者の入院中の生活状況を知っているため，服薬し忘れることはないか，服薬し忘れたときは入院中に学んだような適切な対処を取ることができているか，などを詳細に聞くことも可能です．

また，統合失調症の患者は，特に外来のような短い診察場面のなかでは，困ったことを確実に伝えられなかったり，知りたいことを適切に質問できなかったりすることが多くあります．本来は，患者自身が自分の症状や副作用を適切に伝えられるように働きかけることが望ましいのですが，多くの場合，外来業務は多忙であり，なかなか時間をかけられないのが現実です．そのため，看護師がちょっとした声かけから知りえた情報を診察前に医師に提供したり，診察場面に立ち会って患者の言葉を補足したりします．

さらに，入院中の患者個々のサマリーや服薬に関する管理状況，服薬に対するアドヒアランスなどの情報を，病棟と外来で共有することは，患者の経過に沿った服薬支援を行ううえで非常に有効です．

通院治療において，薬は院外処方であることが多く，入院中のように薬剤師と連携することはできません．特に処方が変更になった際には，患者がどのように理解しているのかについて，関心をもってかかわることが必要です．

アドヒアランスを適切に評価する

医師による患者のアドヒアランスの評価は，実際のアドヒアランスとのあいだに大きな差があり，医師は実際よりもノンアドヒアランスを過小評価している傾向にあるといわれています．通院治療においては，得られる情報が少なく，また情報交換を行う機会をもつことも難しい状況ではありますが，できるだけ他職種と情報交換を行い，多面的にアドヒアランスを評価していくような工夫が必要です．

家族に対する支援

患者が家族と同居している場合，家族は患者の服薬行動を継続するために大きな役割を担っています．しかしながら，あまりにも家族の負担が大きいと，家族が患者を支えきれなくなり，患者の病状の悪化につながり，家族の休養も含めて患者が再入院に至ることもあります．

服薬管理が不安定な患者に対しては，デイケアかホームヘルパーなどに服薬状況を確認してもらうと，患者の支えになるだけでなく，家族の負担の軽減にもなります．このように第三者の協力を得ることも家族の負担の軽減になり，患者が服薬行動を継続し，疾病と長くつきあっていくうえで必要な要件といえます．

服薬アドヒアランスが低い場合

疾病について理解できていなかったり，受容していなかったり，向精神薬によって耐えがたい副作用が生じていたりする場合には特に，不適切な服薬行動がみうけられます．

不適切な服薬を早期に発見し対処する

たとえば，不眠が改善せず睡眠薬だけを服用していて，他の向精神薬が余ってしまったり，その余った薬を不安定になった際に過量に服用してしまったりすることがあります．これらの状態は，症状が再燃している，あるいは再燃のリスクが高い状態です．

看護師は患者の服薬状況や，その他の精神症状の悪化サインなどを観察し，このような状況の早期発見に努めます．不適切な服薬行動に気づいた場合には，その行動に至った理由などを聞いたり，医師に報告して薬の調整について相談したりします．また，大量服薬の既往がある，自殺のリスクが高いなどの患者の場合は，余った薬について処分するよう家族などに依頼する場合もあります．

通院を継続できるように援助する

退院後も患者が服薬を継続するためには，患者が治療を受けるために自ら病院に足を運ぶ必要があります．通院治療に移行した際の服薬行動の支援は，患者が通院を継続できるような援助でもあります．

患者が治療中断に陥らず，きちんと通院できる要件として，①医師との信頼関係，②医師以外の病院スタッフ（看護師を含む）の影響，③自分が病気を受け入れることができることと周囲が病気について理解してくれること，④納得して服薬することなどがあげられます．看護師が，ちょっとしたことから声をかけたり，日常生活に支障をきたすような副作用がみられたときにはいつでも外来に電話をしてきてもよいことを伝えたりするなど，関係性の構築を意図的に行って安心感を提供すること，病棟と連携して早期に患者の理解を深めることなどは，患者の通院の継続につながります．

また，通院治療は長期にわたるため，心理的な側面だけでなく，アクセスのよさも考慮する必要があるでしょう．

（遠藤恵美，岡本典子）

文献

1）天野和子．治療中断を予防する地域での取り組み．精神科看護 2007；34（6）：26-32.
2）日本病院薬剤師会精神科病院特別委員会，編．精神科薬剤師業務標準マニュアル―服薬指導のポイント― 2007-2008．薬局 2007；58（9）：240-242.
3）前掲 2），2007；58（9）：101-103.
4）佐藤光源ほか，監訳．米国精神医学会（2004）．米国精神医学会治療ガイドラインコンペンディアム．医学書院；2006.
5）吉田敬子，山下 洋．妊娠出産に関連する精神症状に対する薬物療法．臨床精神薬理 2000；3（2）：139-146.
6）本橋伸高．ECT マニュアル―科学的精神医学をめざして．医学書院；2000．p.47-49.
7）吉尾 隆，編．精神科領域の服薬指導 Q & A．医薬ジャーナル社；2009．p.164-167.
8）海老根いく子ほか．転倒・転落の発生要因及び転倒・転落に影響する向精神薬の実態調査．日本看護学会論文集 看護管理 2004；35：238-240.
9）長嶺敬彦．抗精神病薬の「身体副作用」がわかる．医学書院；2006．p.47-50.
10）前掲 9），p.87-92.
11）前掲 9），p.64-67.
12）前掲 2），2007；58（9）：233.
13）安西信雄，佐藤さやか．治療アドヒアランス向上に向けての取り組みについて．臨床精神薬理 2008；11（9）：1623-1631.
14）加藤政浩．患者さんの能力を高める 薬物療法で看護も変わる．精神科看護 2007；34（6）：19-25.
15）仲地珖明，監．精神看護 QUESTION BOX 3 薬物療法・身体合併症の理解と看護ケア．中山書店；2008．p.62-63.
16）坂田三允．統合失調症・気分障害を持つ人の生活と看護ケア．中央法規；2004.
17）佐藤光源ほか，編．統合失調症治療ガイドライン第 2 版．医学書院；2008.
18）澤田法英，渡邊衡一郎．統合失調症のアドヒアランス．臨床精神薬理 2008；11（9）：1633-1644.

2 医療施設での取り組み

服薬自己管理

飯田病院（以下，当院）は長野県の南部，中央アルプスと南アルプスに挟まれた伊那谷の南の端にあり，創立は明治時代の1903年で，100年余りの歴史をもちます．精神科の標榜は1915年からですが，それ以前より精神疾患をもった患者を受け入れていたようです．

一般科と精神科がほぼ半々という全国でも珍しい形態の病院です．筆者は，病床数60床の精神科開放病棟（以下，当病棟）に所属しています．平均在院日数は50～60日とたいへん短く，入退院が多いため，患者の抱える疾患もさまざまで，多岐にわたっています．

POINT

飯田病院概要
- 医療法人（民間病院）
- 所有する病床の種類：一般病床，精神病床
- 総病床数：452床（そのうち精神病床240床）
- 当病棟の特徴：精神科病棟60床．開放病棟．平均在院日数50～60日

服薬自己管理の導入経過

当院では2000年，外来処方の院外処方化を契機に，薬剤師が病棟担当制となりました．翌年，新病院建築に伴い，病床数が88床削減され，多くの患者が地域や他施設へ退院，転院しました．患者が地域で安定した生活を送るためには，服薬の継続が必要不可欠です．病床削減による入退院の増加とともに，入院中から服薬自己管理を行い，服薬の習慣を身につけ，退院に向けた支援の必要性が高まっていきました．そのため，薬剤師は当初から，病棟の薬剤業務を担うとともに，退院に向け，さらには退院後の生活をみすえて患者本人による服薬自己管理を試みました．

当時は指標もなく，医師・看護師・薬剤師の経験に基づいて話し合いが行われ，対象患者へ自己管理を導入していました．

しかし，当病棟はスタッフの異動が多く，精神科看護の経験が5年未満の看護師が約半数を占め，看護師の経験や能力により，服薬自己管理の導入の判断に差が生じていました．また，リスクを考えるあまり保守的となり，自己管理に発展させることができない状況も多くありました．

そこで，服薬自己管理導入にあたっての判断基準が必要と考えられ，作成することになりました．まず最初に，参考となる文献を探しましたが，当時精神

表１　服薬自己管理判断基準

〈前提条件〉
1. 急性期を脱している
2. 自己管理の必要性がある
3. 服薬動作が行える
4. 拒薬がない
5. 医師の許可を得ている
6. 薬剤師による服薬指導がされている

頓服まで自己管理（薬袋）	頓服以外自己管理（薬袋）
1. 病識があり症状に左右されない 2. 薬の必要性が理解できている 3. 主作用・副作用が理解できている 4. 頓服が適切に利用できている 5. 入院前も自己管理が行えていた 6. 退院日が決まっている	1. 病識はあるが病状に左右されることがある 2. 薬の必要性について理解が不十分 3. 服薬の習慣は身についており，のみ忘れやのみ間違いはほとんどない
投薬カレンダー	**１日渡し**
1. 病識はあるが病状に左右される 2. 薬の必要性について理解が不十分 3. 服薬の習慣はあるが，のみ忘れやのみ間違いが多い	1. 自己管理の必要性があるが病識に乏しく管理に不安な点がある 2. 服薬の習慣がない 3. 日付・時間・曜日が言えない

※基本的にすべての項目に該当した場合，実施する．ただし，ケースによっては医師，看護師，薬剤師などで行うケースカンファレンスで検討し，おおむねこれらの項目を満たしていれば実施することもある

科での服薬自己管理はあまり例がなく，文献も少なかったため，どのように取り組めばよいのかわからない状況でした．そこで，服薬自己管理に取り組み始めた2000年にさかのぼり，5年間のあいだに，病棟で自己管理を行った患者のカルテをひもといて，共通の要素を洗い出し，それを言語化していきました．患者への日々のかかわりのなかからみえてきた基準は，特殊なものではなく，ごくあたりまえのことでした．

こうして「服薬自己管理判断基準」（表1）と「服薬自己管理チェック表」（表2）が完成しました．これにより看護師の経験や能力に関係なく，適切な時期に適切な方法で，服薬自己管理を導入することができるようになりました．

薬剤師が病棟担当となった2000年から始まった患者本人による服薬自己管理は，2000〜2004年の5年間で52人でしたが，服薬自己管理判断基準を導入した2007年には1年間で66人に増加しました．現在，服薬自己管理は当然のこととなり，患者に必要であると判断されれば，適切な時期に適切な方法で導入されています．

表２　服薬自己管理チェック表

ID 氏名 歳		入院日 年　月　日 （転棟日　病棟より） 年　月　日
主治医確認日 年　月　日	サイン	受け持ち看護師
薬剤師確認日 年　月　日	サイン	自己管理開始日 年　月　日
日分ずつ渡す 月　日より開始		
投薬カレンダー（それに代わるもの）を使用 月　日より開始		
薬袋（それに代わるもの）を使用 月　日より開始		
頓服薬すべて管理 月　日より開始		
退院　年　月　日 評価		
備考		

（飯田病院北４階病棟より）

服薬自己管理を行った患者の事例

［事例 1］50 歳代，男性，統合失調症
服薬自己管理方法：頓服薬まで自己管理

当院および他院に数回の入退院歴があります．今回は，隠れて飲酒していたところを父親に注意され，断酒目的で入院となりました．

入院時，服薬は看護師が管理することになりましたが，自宅では自身で管理していました．そのため，早期にカンファレンスを開催し，服薬自己管理判断基準を用いて評価をしました．結果，頓服薬まで自己管理ができると判断し，入院 12 日目より自己管理を開始しました．その後，処方日ごとに，薬剤師による確認と服薬指導が行われました．最初は分 3 薬と就寝前薬だけでしたが，途中，頓服薬（不眠時）が処方されました．頓服薬は本人の希望で看護師が服薬管理していましたが，退院日が決定してからは頓服薬まですべて自己管理としました．服薬自己管理導入時から，受け入れがよく，看護師の声かけにも「しっかりのめとるよ」という返答があり，特に問題なく継続でき退院となりました．

［事例 2］20 歳代，男性，統合失調症
服薬自己管理方法：頓服以外自己管理

入院 4 か月ほど前から自己判断で服薬中断していました．入院 1 か月前からは，睡眠時間が約 2 時間程度となり，いらいらして家族と衝突するなど家庭内でも居心地が悪くなって，家出同然の形で入院となりました．

入院後，服薬は看護師が管理したため，確実に服薬ができ，夜間良眠できるようになりました．

入院して 1 か月経過時に，服薬自己管理判断基準を用いて評価をしました．頓服薬以外は自己管理できると判断し，服薬自己管理を開始しました．開始当初は，服薬できたかどうか毎回看護師による声かけを行いました．開始 2 週目からは薬剤師により，処方時に服薬状況を確認しました．本人からは，服薬についての訴えや要望はなく，服薬は確実にできていました．退院から 5 年経過しましたが，服薬継続でき，デイケアに通所しています．

［事例 3］30 歳代，男性，統合失調症
服薬自己管理方法：投薬カレンダー

思春期に発症して当院および他院に数回の入退院歴があります．前回 8 年間の長期入院期間を経て退院しました．しかし，退院後数日で再入院となってしまいました．

主たる問題は，退行ともとれるような行動パターンでした．なにかと看護師にまとわりついて，頻繁に頓服薬を要求するなどの行動は，病状が不安定というよりも，むしろ自分をかまってほしいための行動であると考えられました．

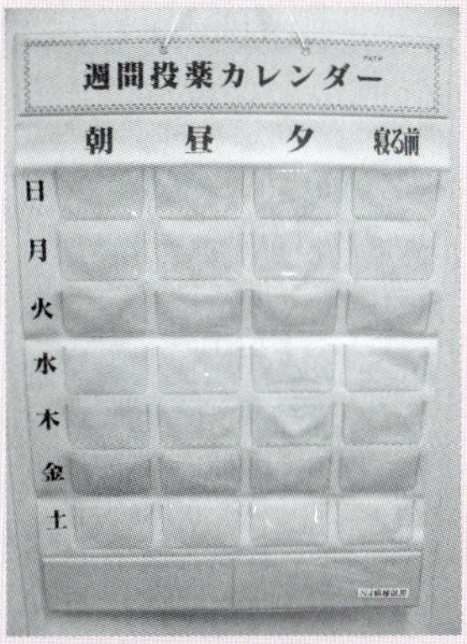

▲投薬カレンダー．壁かけカレンダーに１日４回分（朝，昼，夕，就寝前）の薬をセットできるポケットがついていて，１週間分に対応できる．購入は患者負担で，価格は 100～2,499 円．

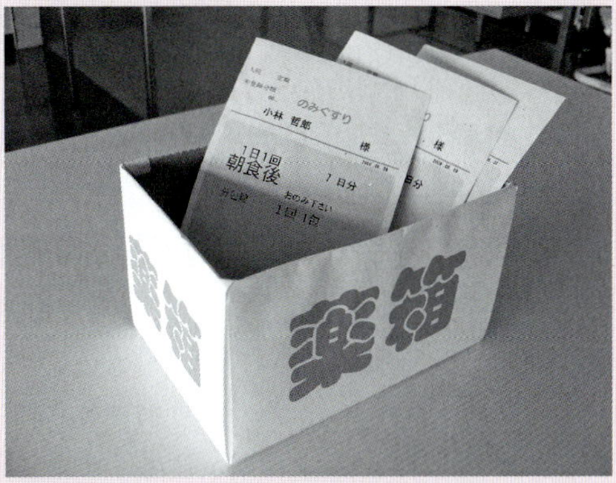

▲薬袋・薬箱．患者によって，薬箱・床頭台のなかで保管するなどいろいろ．袋に日付を書いたり，色をつけたりすることもある．

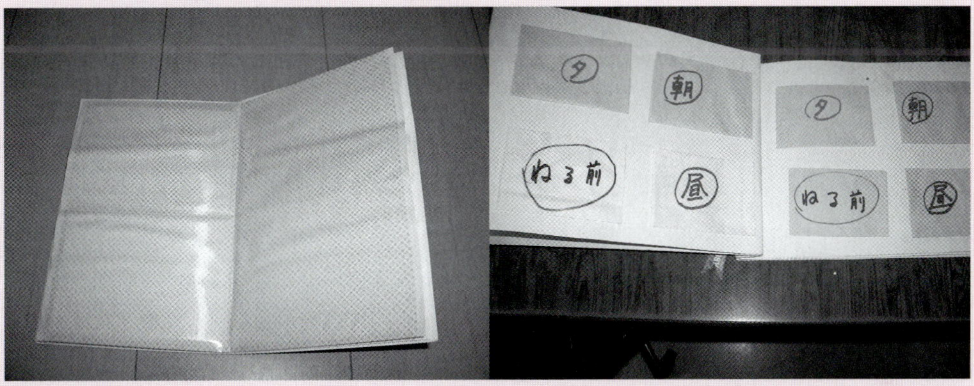

▲写真屋などで，無料で入手できる「アルバム」．カレンダーなどの大きなものは，管理上の問題から病棟内で使用できないことが多いため，「アルバム」はロッカーに保管できるという点で，病棟内での使用に便利である．また外出・外泊時に持参することもできる．右の写真のように手作りのものもある（医療法人碧水会長谷川病院開放病棟で使用）．

図１　服薬自己管理を行う際，工夫している道具

服薬は，前回の入院から看護師が管理していました．

入院から１年が経過し，受けもち看護師より，「今後，退院を視野に入れた生活をするためにも服薬自己管理をしてみないか」と提案しました．長期の入院生活により退行が著しく，多くの看護師はできないだろうと考えていました．しかし，服薬自己管理判断基準を用いて評価をしたところ，「頓服薬以外は自己管理」となりました．また，本人の「投薬カレンダー（図１）を使いたい」という希望により，投薬カレンダーの使用となりました．

開始後「退院もできんだろうし，（服薬自己管理を）やめたほうがいいかなぁ」「（服薬自己管理を）はじめるのが早かったかなぁ」との発言が聞かれました．このような患者の不安な気持ちや言動に対し，受けもち看護師を中心にチ

ームで肯定的にかかわりました．すると，3か月後には，自分で投薬カレンダーに薬をセットするようになり，のみ忘れもなく，確実に服用できるようになりました．それと前後し，かまってほしいことをアピールするための頓服薬の要求は少なくなり，必要時に適切な頓服薬の要求ができるようになり退院しました．

［事例4］50歳代，女性，統合失調症
服薬自己管理方法：1日渡し

40歳代のころから被害妄想や幻聴があり，周囲とトラブルを起こすようになり，急性精神病状態で当院を受診，閉鎖病棟へ医療保護入院となりました．入院時，病識はなく，拒薬することもありましたが，入院1年後より看護師による服薬管理で確実に服薬できるようになりました．退院に向けた支援が行われ，退院後は援護寮への入所が決まり，入院形態を任意入院に変更し，当病棟へ転棟してきました．

転棟後2か月が過ぎ，退院への焦りがみられるようになりました．そこで，看護師が「退院へ向けて服薬自己管理をしてみては」と提案し，しぶしぶ了承を得ました．服薬自己管理判断基準を用いて評価したところ，1日渡しとなりました（病識は乏しく，日付・曜日・時間の理解に心配な点あり）．服薬自己管理開始後より，作業療法は休みがちとなり，胃部不快を訴えることがありましたが，のみ忘れ，のみ間違いはなく，1か月が経過しました．看護カンファレンスで「投薬カレンダーでも大丈夫そう」との意見が出たため，本人に提案しましたが，「お金がない」との理由で購入できず，曜日ごとに区切られた箱を使用することになりました．

箱を使用して2週間は，順調に経過しましたが，その後からのみ間違いがみられるようになりました．「どれをのんでよいのかわからない」「のんだはずなのに…わからない」と話すようになりました．徐々に混乱がひどくなり，1日渡しへと戻しましたが，それでものみ間違いがあり服薬自己管理を中止しました．

服薬自己管理判断基準により「1日渡し」となったにもかかわらず，看護師の曖昧な判断で管理方法が拡大してしまい，結果，混乱をまねき，患者の大きな負担となってしまいました．また，長期入院している患者であることから，自己管理が順調に経過して退院が近づくことへの不安な気持ちを考慮したかかわりが必要であったとも思います．

（澤井美香）

文献

1）早川幸男．精神障害者生活訓練施設（援護寮）で暮らす．坂田三允，総編．精神看護エクスペール4　長期在院患者の社会参加とアセスメントツール．中山書店；2004．p.43-44．
2）武井麻子，鈴木純一，編．レトリートとしての精神病院．ゆみる出版；1998．

服薬支援における心理教育

急性期治療病棟においては，入院当初より退院後における地域での生活を意識したかかわりが必要とされます．そのためには，患者本人や家族が退院をイメージしながら療養生活を送れるような治療・看護が展開されなければなりません．

筆者が所属するいずみ病院（以下，当院）の急性期治療病棟（以下，当病棟）では，そのような継続看護が可能となるように，2000 年 7 月より「服薬の自己管理能力を獲得すること，患者が自分の症状をよりよい方向にコントロールできるようになること」[1] を目標に，「病気とくすりの勉強会」をグループ活動の一つとして開始しました．

現在この勉強会は，当病棟看護師 2 人，病棟担当の作業療法士，病棟担当医師，薬剤師，精神保健福祉士などがかかわり，週 1 回約 1 時間，合計 4 回を 1 クールとしたプログラムとして運営しています（表 1）．患者の参加人数は 3～5 人で少人数のクローズド形式です．

このプログラム全体のコーディネイトは看護師が行っており，各回のプログラムでも看護師は患者の理解度に注意を払い補足説明をしたり，質問に答えたりするなどの役割を担っています．なお，各回のプログラムでは，患者から医療者への質問や，患者どうしのディスカッションも行われます．

入院中は，このような服薬支援，症状自己管理のための心理教育プログラムの導入により，治療への理解が得られているように思われても，退院すると服薬中断や自己調整を行って症状が再燃し，再入院に至る例は多いといえます．服薬の必要性の自覚が，服薬の継続という行動変容へ至るのは容易ではないというのが実感です．

POINT

いずみ病院概要

- 医療法人（民間病院）
- 診療報酬上の病床形態：精神療養病棟，精神科急性期治療病棟，精神病棟，認知症治療病棟
- 総病床数：320 床（老人保健施設 100 床を含む）
- 当該病棟の特徴：精神科急性期治療病棟 50 床．閉鎖病棟で個別時間開放．平均在院日数 125 日

表 1 「病気とくすりの勉強会」のプログラム

回 数	スタッフ	プログラム
第 1 回目	看護師 2 人，医師 1 人，作業療法士 1 人	医師による疾患や症状の説明と質疑，討論
第 2 回目	看護師 2 人，作業療法士 1 人，薬剤師 1 人	薬剤師による薬の説明と質疑，討論
第 3 回目	看護師 2 人，作業療法士 1 人，精神保健福祉士 1 人	作業療法士によるリハビリテーションの勧め，精神保健福祉士による社会復帰に向けてのアドバイスと討論
第 4 回目	看護師 2 人，作業療法士 1 人 精神保健福祉士 1 人	茶話会（患者各自のふり返りと討論）

活動記録からみる患者の心の動き

▶1 **参加メンバー**
参加メンバーの疾患は，主に統合失調症や非定型精神病．急性期状態を脱し，回復期にさしかかり，安定すれば退院が見込まれる患者，ある程度，座って参加できる患者が対象．看護師が選定し，最終判断は主治医が行っている．

プログラムの実施にあたっては，毎回参加メンバー▶1の発言記録を残しています．そのなかから，参加メンバーの心の動きを表現していると思われる内容について，以下で検討したいと思います．

病気の受けとめ方と薬

プログラムの参加メンバーは参加時点で，幻聴など急性期症状が残っている人と，症状は改善しており，幻覚・妄想体験を過去のこととして語れる人がいます．いずれの場合も，病的体験に距離を置くことができている場合には，服薬の必要性を感じているケースが多いというのが，このグループ活動からの実感です．

一方，「私は病気ではない」と精神疾患であることを否認している参加メンバーもいます．しかし，「精神科領域の病気ではない」と主張しているだけであって，このことと服薬拒否が直接結びつくわけではありません．精神疾患ではない，したがって薬物療法は必要ではないという論理の展開にはならないのです．精神疾患であることを否認しながらも，入院の原因を腰痛や不眠症のためと自己理解し，処方されている薬の服用は受け入れることもあるのです．

薬の受けとめ方と服薬行動

入院中は医療者側からの服薬に関するさまざまなアプローチがあることにより，患者一人一人のアドヒアランスが保たれているといえます．ただし，「入院中であっても完璧にコンプライアンスを獲得することはできない」[2]といわれており，それは筆者らも実感しています．さらに退院後の服薬に関する選択は，患者自身の手に委ねられるため，常によりよい選択が行われるとは限りません．

患者が薬を症状の改善や病気の回復に役立つものと理解し，自分にとって必要であることを認識していても，あるいは入院中に引き続き服薬アドヒアランスが保たれていても，薬についての不安や疑問，不快な副作用の出現などによって，「のまない」選択をする可能性は常にあると考えておく必要があります．

一方，「薬をのんでもよくならない」と訴える患者でも，薬の効果を実感できたり，自分自身の症状と服薬の関係を認識できるようになったりすれば「のむ」という選択につながることも考えられます．

服薬行動を困難にするもの

「副作用がきついと感じたらすぐにやめる」など，服薬方法を自己調整し，自らの判断でやめてしまう患者がいます．このことは，服薬の必要性を感じ，現在はアドヒアランスが保持できていたとしても，生活上のさまざまな場面，ささいなきっかけで，服薬行動が破綻しやすいことを示唆しています．

患者が「薬は一生のまないといけないの？」「薬をのまなくても社会復帰した人はいますか？」と発言することからもわかるように，できれば薬をのみ続けることなく日常生活を送れれば，それにこしたことはないと考えるのはごく当然のことです．

活動記録からみえてくるグループ活動の意義

薬と病気の関係が知識としてわかっていても，自分の症状や病気，治療について受け入れ難いと感じている患者は多いと思われます．このような患者の「思い」の背景にあるものは，医療者との個人的なやりとりのなかだけでなく，「病気とくすりの勉強会」のようなグループ活動によってもみえてくる場合があります．

グループ活動は患者にとって，自分の病気や治療に対する不安や疑問などを，入院者どうしという，同じ立場にある者がわかち合う機会を提供してくれます．

また，他者の体験談に自分の体験を重ね，「私も食べ物に毒が入っていると思っていた」などとふり返ることができたり，他者の気づきや発言から「俺も座っていられない時期があったな」と自らの体験を意識したりすることにもつながっていきます．

さらに，このようなつらい体験をしているのは自分一人ではないという連帯感を得ることで，病気を受け入れることに対する硬い身構えが柔軟なものとなっていく契機にもなります．

服薬支援，症状自己管理のためのグループによる心理教育は，病気や治療の受け入れへの準備状態をつくりだし，入院，退院を通した服薬アドヒアランス＊1の確立にも役立つと考えられます．

＊1 ページガイド
1章「3. アドヒアランスとは何か」（p.20）を参照.

事例からみるグループ活動の意義

［事例 1］他者の発言から自分自身の症状に気づいたケース

タモツさんは若いころに統合失調症を発症していました．しかし，長期の未治療期間が続き，50歳代で初めて入院治療を始めました．主訴は「霊や因縁の影響で下痢をしている」「世界の紛争も成仏しない霊のため」「気をつけるようにと神の声が聞こえた」「ここの地域は無防備なのでパトロールしている」といった幻聴や妄想などでした．

病感や病識はなく，服薬も拒みがちでした．医療者が，なんとか服薬してもらおうと治療の必要性を繰り返し説明し，根気強くかかわることで，どうにか服薬するようにはなり，病状も落ち着き退院することができました．しかし退院後，服薬は継続されず，再入院することになりました．

タモツさんには1回目の入院時から「病気とくすりの勉強会」に参加してもらっていましたが，「僕は病気じゃない．薬は必要ない」「薬をのんだから体や脳がおかしくなったんだ」と病識をもつには至らず，被害妄想的な発言が続いていました．

しかし2回目の入院時に参加した勉強会においては，他のメンバーの病的体験の発言を聞き，以後「自分の体験も病気なのかな？」という言葉が聞かれるようになりました．

現在は服薬することで病的体験が消失したのだと気づき，「のまないといけないけど，体がだるくて仕方ないんだよな」というように，現実的な訴えに変化してきています．

[事例2] 病的体験のふり返りが，他のメンバーに影響を与えたケース

マサコさん（女性，統合失調症）は薬物療法に対する不信感があり，入退院を繰り返していました．入院時の問題点には，いつも「拒薬・怠薬」があがっていたのですが，そんなマサコさんが初めて「病気とくすりの勉強会」に参加しました．

マサコさんは歯に衣着せず病的体験をまくし立て，他の参加メンバーを圧倒していました．同席していたメンバーのケイコさんは，通常「(症状は) 何もないです．大丈夫です」と，自分の病的体験を語りたがらなかったのですが，マサコさんの発言を聞いているうちに，「ラジオの電波のようにピーンと入ってくる」と自分自身の幻聴体験を話すようになりました．さらに「薬をのむと電波も消える」とも発言しました．マサコさんのパワフルな発言にあおられて，発言が引き出されたと思えた場面でした．

症状のことから話題は家族関係に及び，ケイコさんが「親に反発してしまう」と話すと，マサコさんが「うちの親も口が悪くて，どこも同じだね」と応え，さらにケイコさんが「でも，親の話を聴かなくてはと，すごく思ったよ」と応えるという展開になっていきました．このように「病気とくすりの勉強会」は，症状，家族との関係など同じような問題を抱え，苦労している互いの体験を分かち合う場でもあります．心理教育では，知識の伝達に加え，このようなメンバー間のやり取りが，症状の理解や薬物療法の必要性を理解し，行動変容に至るような力をつけるために効果的に作用していると感じています．

本事例からの学び

事例1，2が示しているとおり，急性期症状の残っている回復途上の患者を対象としたグループ活動として行われる心理教育であっても，薬物療法を受け入れる準備状態をつくりだすことができるといえます．それは，グループによる心理教育が，同じ境遇にある者どうしの病的体験，薬物療法の副作用のつらさなどを相互に分かち合う場となっているからです．

患者の服薬アドヒアランスを支援していくためには，看護師は，心理教育グループのなかで参加者がどのような感情を体験しているのかに関心を寄せ，的確なサポートを行う必要があります．このことが服薬継続への動機づけを高めていくことにもつながっていくと考えています．

（知念琴恵，吉浜スミエ）

文献

1）吉浜スミエ．社会参加へのケア．坂田三允，総編．精神看護エクスペール2　看護記録とクリニカルパス．中山書店；2004．p.172-186.
2）東京武蔵野病院看護部，編．精神科急性期看護のエッセンス．精神看護出版；2003．p.83-86，p.56-60.
3）青山一夫．病名告知のタブーを越えて心理教育を導入して．精神看護 2007；10（2）：72-77.
4）川野雅資ほか，編著．精神科看護の技法—クリティカルシンキングの養成と精神看護の技術—．南江堂；1999.
5）三野善央．レッスン統合失調症．メディカ出版；2003.
6）坂田三允，編．シリーズ生活をささえる看護　心を病む人の看護．中央法規出版；2004.
7）武井麻子．「グループ」という方法．医学書院；2002.
8）ザビア・アマダー，アンナ＝リサ・ジョハンソン，共著，江畑敬介，訳．私は病気ではない—治療を拒む心病める人たち—．星和書店；2004.
9）吉浜スミエほか．オリエンテーショングループの役割と意義．精神科救急・急性期専門学会発表論文，2004.

服薬自己管理クリティカルパス

POINT

肥前精神医療センター概要

- 独立行政法人（国立病院機構）
- 総病床数：557床（そのうち精神病床477床）
- 当病病棟の特徴：精神科救急病棟（診療報酬上の病床形態は「精神科救急入院料1」）60床．365日24時間，いつでも入院患者を受け入れている．平均在院日数51.7日（2009年度）．

精神科において，病状の安定と再発予防のためには服薬の継続が欠かせません．そのためには患者自らが服薬の必要性をよく理解したうえで，自己管理をすることが理想的といえます．したがって，単に服薬行動を身につけるためだけの支援では，長期的に服薬を継続することは難しいのです．以前，筆者が所属する肥前精神医療センターの精神科救急病棟（以下，当病棟）の服薬自己管理支援は，1日分，3日分，7日分という段階を経て，最終的に14日分の服薬を自己管理することができればゴールとしていました．しかし，服薬中断による病状の悪化で再入院となる患者が，跡を絶ちませんでした．一見，服薬コンプライアンスを身につけたようでも，それを継続するだけの理解と動機づけにまでは及ばず，結局，続けることができず再発・再燃してしまったのです．

そこで，これまでの経験をもとに，患者自身が薬について学習し，理解を得ることによる服薬への動機づけが必要と考えました．本稿では，ここに焦点をあてて工夫した多職種による服薬自己管理クリティカルパスの導入と実施について紹介します．

服薬自己管理クリティカルパス作成の背景

当病棟での服薬自己管理は，受けもち看護師それぞれが計画し，導入する方法で行っていました．開始時期や方法などは統一されておらず，看護師個々に任された状況でしたから，患者それぞれに服薬の動機づけを行うことは，受けもちとはいえ，容易ではありません．看護師としての経験や知識もさまざまで，十分な服薬指導が実施できていたとはいえませんでした．

そこで，単に服薬行動だけを身につけるのではなく，薬について理解し，服薬についての動機づけが得られるように，多職種でかかわることにしました．服薬自己管理クリティカルパスを作成し，服薬自己管理の導入時期，段階ごとの目標，そして多職種の支援と介入，その時期や内容を明確にしました．また，クリティカルパスを介し，患者と一緒に薬物療法や服薬に関することを話し合っていくことも目指しました．

服薬自己管理クリティカルパスの特徴

薬を患者自身が管理するためには，大前提として，服薬の目的，服用している薬の名前，その効果や副作用の概略を知り，服薬の必要性を理解しておく必要があります．こうした事柄を促進するためのプログラムとして，心理教育を利用しない手はありません．これをクリティカルパスに導入し，病気のこと，症状のこと，薬のこと，悪化のサインなどを小集団で学習し，服薬への理解を深めるようプログラムを組みました．加えて，日常生活での服薬にかかわるさまざまな場面を想定したSST[*1]を導入して，対処法を患者自身に考えてもらえるようにプログラムを設定しました．

たとえば，「薬をのみつづけること」「薬をのみ忘れてしまったら？」「副作用かなぁ？」などのテーマで実施します．医療者が答えを出すのではなく，患者自身が考え，それを話し，聞くことで，納得が得られるようにするのです．集団に参加できない過敏な患者の場合は，受けもち看護師，臨床心理士，そして薬剤師が個別に同じプログラムを実施するようにしています．

また，患者の服薬への認識と姿勢の変化を知るための尺度として，「服薬に対する主観的イメージ尺度：drug attitude inventory（DAI-30）」を，クリティカルパス導入時とクリティカルパス導入4週間後に自己評価をしてもらっています（表1）．DAI-30は何点以上がよいというものではなく，一つ一つの項目についての患者の認識を知ることができるものです．DAI-30から服薬に対する患者個別の課題がみえるため，それをもとにしてチーム（主治医，受けもち看護師，薬剤師）で患者と面接を行っています．

*1 ページガイド
5章「3. 地域での取り組み―精神科デイケアにおける服薬支援：集団の治療的活用」（p.166）を参照.

クリティカルパスを運用して

[事例1] 服薬の必要性を理解していない

服薬はしているが，「自分に薬は必要ない」と言っていた患者は，その理由をなかなか話してくれませんでした．しかし，SSTで他患者と意見を交わしているうちに，どうして薬をのみたくないのかという理由を話してくれるようになりました．

[事例2] 薬に拒否的

「病気ではない」「薬は癖になってどんどん量が増えていく」などの理由で，その患者は服薬に拒否的でした．しかし他の患者の病気の症状を聞き，自分もそれと同じことがあったこと，薬でその症状が消失し，楽になれることに気づくことができました．

[事例3] 知識は豊富だが，副作用が怖くて服薬に消極的

向精神薬をインターネットなどで調べて，副作用などについて知っていることも多く，「薬はのみたくない」と言っていた患者は，心理教育で薬の作用，副作用を整理し，今の自分に必要なものを考え，服薬することを前向きに考え

[1] 表1の対象者
女性，50歳代，統合失調症．45歳で発症し，初回入院3か月後に退院．その後，外来通院をしていて症状は安定し，自宅で生活をしていたが，服薬中断にて症状が再燃し，再入院となった．再入院時は亜昏迷状態で，個室に入室．服薬をして症状は2週間ほどで改善した．この時期より服薬の心理教育を導入し，服薬自己管理となった．

表1　服薬に関する主観的イメージ尺度：drug attitude inventory（DAI-30）[1]

	質問項目	第1期	第2期	第3期	退院前
1	具合がよくなったら私には薬はいらない	○	○	○	×
2	私の薬は，よいところが多くて，悪いところが少ない	×	△	○	○
3	薬を続けていると，動きが鈍くなって調子が悪い	○	○	○	○
4	入院していなくても，私には薬が必要だ	×	○	○	○
5	私は，他の人から強制されて薬をのんでいる	○	×	×	×
6	薬を続けていると，頭がはっきりして自分や周りのことがよくわかる	×	×	×	×
7	薬をのんでいても，私には害はない	×	×	△	○
8	薬をのむことは，私が自分で決めたことだ	×	×	○	×
9	薬をのむと，気持ちがほぐれる	×	○	×	×
10	薬をのんでいてものまなくても，特に変わりがない	×	×	○	○
11	薬のせいで，いつも嫌な感じがする	○	○	○	○
12	薬をのむと疲れてやる気がなくなる	×	○	○	○
13	私は，具合が悪いときだけ薬をのむ	×	×	×	×
14	薬は長くのむと身体に毒だ	○	○	△	△
15	薬をのんでいると，人とうまくつきあえる	×	○	○	○
16	薬をのんでいると，まったく集中できない	×	○	×	○
17	薬をいつやめればいいか，私は医師よりもよく知っている	×	×	×	×
18	薬を続けていると，本来の自分でいられる	△	×	×	○
19	薬をのむぐらいなら，具合が悪いままでよい	△	×	×	×
20	薬が私のこころや体を支配するなんておかしい	○	×	○	○
21	薬を続けていると，考えが混乱しないですむ	×	×	○	○
22	具合がよくても，私は薬を続けるつもりだ	×	○	○	○
23	薬をのんでいれば，私は精神的にまいらない	△	△	×	○
24	私が薬をいつやめるかは，医師が決めることだ	×	○	○	○
25	薬を続けていると，たやすくできたことが，できなくなる	×	○	○	○
26	薬をのんでいると，気分もいいし，具合もよい	×	×	×	○
27	他人への迷惑行為を抑えるという理由で，私は薬をのまされている	△	○	×	○
28	薬をのんでいると，ゆったりできない	×	×	△	○
29	薬をのんでいると，自分をうまく抑えられる	×	○	○	○
30	薬を続けていれば，病気の予防になる	×	○	○	○
	合計点	−14(4)	2(2)	5(3)	13(1)

※「○」＝「そう思う」プラス（＋）1点，「×」＝「思わない」マイナス（−）1点，「△」＝「わからない」合計点の後ろに（　）で△の数を記入．

(Hogan, Awad. Drug Attitude Inventory を参照に作成)

ることができるようになりました.

[事例 4] 病識がない

「自分は病気ではない」と言っていた患者ですが, SST で他の患者から「○○さんはおかしかったよ. 大きな声で独り言を言っていたよ. うろうろしてちっとも落ち着かなかったけど, このごろは落ち着いたね. やっぱり薬が効いているね」と言われ, 驚きながらも病気や薬について考えることができるようになりました.

その他にも薬のことだけではなく, 病気による症状や不安などを臨床心理士や薬剤師に話したり,「看護師さんが時間をとって話を聞いてくれるようになった」「薬の専門家の話なので安心だ」などの声が聞かれたりするようになりました. 受けもち看護師との面接からは,「薬を服用させられている」という認識から「治療のために服薬し, それを継続することに看護師も一緒に取り組んでもらっている」という認識に変化してきたことがわかりました (表 2).

精神科看護では, 患者の服薬の確認は重要とされています. しかし, 服薬自己管理している患者の服薬を確認することは難しいといわざるをえません. そこで, 信頼関係を築きながらさまざまな方法を工夫しています. クリティカルパス導入後 4 週目には, 患者の服薬行動を直接観察することはせず, 床頭台に置いている空薬袋を確認しています. それでも確実に服薬できているのかどうか不安はありますが, そこは, 精神状態の変化やセルフケアの変化などを観察して, 患者の状態評価を行い, 服薬の確認とすることにしています. また, 受けもち看護師との面接において, 薬ののみ心地などを尋ねることで, 服薬の有無を判断しているのです.

客観的にはクリティカルパス導入前と導入 4 週間後に血中濃度測定の検査を実施しています.

おわりに

本稿では, 当病棟の服薬自己管理クリティカルパスの実践を簡単に紹介させていただきました. このクリティカルパスの実践の要は, 多職種チームで活動し, 多職種が協働して「患者自らの服薬行動の推進」を支援していくことでした. つまり, 各職種がそれぞれの専門性を発揮しながら役割を担い, 情報を共有し, その情報を各職種の特性を活かしてさらに活用していくこととしたのです. そのため, クリティカルパスの軸はカンファレンスの機能とし, 看護師の役割としては看護面接が重要な位置づけとなりました.

平均在院日数が 2 か月に満たない精神科救急病棟では, クリティカルパスを

表2　第1期から第3期における患者の言動の変化

	否定的な患者の言動	肯定的な患者の言動
第1期：面接1〜2回目（基礎づくり）	・がんばって薬をのんでも効果の実感がない ・精神安定薬をのんでも精神は安定しないし，夜は眠れない ・のみ忘れたことはないのに，家族に何度も薬をのむように言われるとのむ気が失せる ・高価な薬だと家族に迷惑がかかる	
	（副作用） ・体重増加で今まで着ていた服が入らない ・体がだるい ・便秘しやすくなった ・集中力がなく細かい作業ができなくなった	
	（薬の重要性，服薬継続への自信） ・「のまんばいけん，先生が薬を出すからのんでいるだけ」	・病気が完全によくなれば薬はいらないが，調子が悪くなると，いるのではないかとも思う
	（精神科の薬に対する信念や懸念） ・薬は基本的に体に毒．人間は薬をのまずに生きていける ・薬をのむと，頭が“ぼや〜”とするなど好ましくない影響はある	・薬をのまなければ頭がどうにかなりそうで，どうしていいかわからないときがある
第2期：面接3回目	・薬を継続していく自信はあるが，ずっとのみ続けることは体に毒	・薬をのんでいると，他の人と会話がかみ合い，相手にされないことはなく，疎外感を感じることはなかった ・他の人から見て変わった行動（大声を出したり，うろうろしたりする）をせずにすむ
第3期：面接4〜5回目（最終）	・体がだるくやる気が出ない ・細かい作業ができない ・恥ずかしいのに服を脱いでしまう ・命令されている気がする ・行きたいと思っていない場所へ行ってしまう ・家族は自分の行動に対して常に注意をしてくる ・家族が薬をのんだか確認してくる	・正常でいられる ・薬をのんでいたほうが夜は眠れていた ・家族から注意を受けることはなかった ・家業の手伝いをたまにしていた ・薬をのんでいたほうが，他の人とかかわりやすく，いい関係を保てる
	（家族への気がね） ・薬をのまなければお金がかからないし，のみ忘れなどについて家族に注意を受けずにすむ	・薬をやめると，また変な行動をとってしまう
	（薬についての心配事，将来への期待） ・死ぬまでのみ続けないといけないのか	・生きがいや何かをするために薬は必要 ・退院後はデイケアへ行きたい

※対象者は表1と同じ

用いることと，クリティカルパスに沿った多職種チーム支援は有効であると実感しています．

本稿の執筆により，みえてきたいくつかの課題を検討しながら，患者の症状の安定と再発予防のため，服薬行動や治療へのアドヒアランス[*2]に向けた支援がさらに充実できるよう今後も努めていきたいと思います．

（山崎京子）

＊2　**ページガイド**
1章「3．アドヒアランスとは何か」（p.20）を参照．

3 地域での取り組み

訪問看護

訪問看護師として「服薬を支援する」とは

服薬に関する調整役となる

訪問看護においては，さまざまな事柄の決定を利用者[1]が行います．どのような生活を送るのか，その生活のなかでどのように服薬するのかを，利用者自身が決めて行動します．一方，多くの利用者の訪問看護指示書[2]には，「服薬管理」と記載されています．つまり主治医は，利用者が処方薬を正確に服用すること，そのための援助を訪問看護師が行うことを期待しています．これらのことをふまえると，訪問看護師は利用者の服薬をチェックする「監視役」ではなく，利用者が自分の意思で正しく服薬するために，利用者や医師に対してさまざまな働きかけをする「調整役」となる必要があります．

調整役となるための関係づくりが大切

利用者自身が訪問看護の必要性を認識していなくても，家族や医師，保健師などが導入を促して開始されることがたびたびあります．そのなかには，服薬の必要性さえも感じていない利用者もいます．訪問開始からまもないうちに，服薬しなければ病気が悪化すると指導したり，薬の自己管理ができないならやってあげるという押しつけがましい態度をとったりすると，利用者は訪問看護師に脅威を感じ，訪問看護を断ることも考えられます．

訪問看護師はまず，利用者が薬をのむ気にならない理由を率直に話せる関係をつくることから始める必要があります．たとえ病気や服薬についての認識が不十分であっても，まずは利用者のありのままの姿を受け入れます．利用者が安心して病気や薬について話し合えるような信頼関係をつくって初めて，服薬の「調整役」としての機能が果たせるようになります．

[1] **利用者**
訪問看護ステーションでは，「患者」ではなく「利用者」とよぶ．

[2] **訪問看護指示書**
指定訪問看護事業者は，指定訪問看護の提供の開始に際し，主治医による指示を文書で受けなければならない．

訪問看護ではどのような取り組みを行っているのか

服薬確認の方法を決める

まず訪問看護の導入時に，服薬確認の方法を利用者と決めます．薬を見せてもらい，薬の置き場所や外出時の管理方法などを尋ねます．病識や服薬の習慣について，ある程度は退院サマリーや退院前カンファレンスから事前に把握できるので，その情報と照らし合わせて確認方法を提案します．主治医から具体的な確認方法が指示されていることもあります．初回入院から退院したばかりで，服薬についての認識を把握しかねる場合や，自己判断で断薬するおそれがある場合は，空袋を保管してもらいます．必要に応じてゴミ箱を見せてもらうこともあります．

訪問看護師の介入に対して拒否が強い場合は，残薬を確認するのみとします．薬を見せることさえも拒否するようなら，信頼関係ができて介入できるようになるまで焦らずに待ちます．また利用者に同居家族がいれば確認に協力してもらったり，のみ忘れているときに声をかけてもらったりします．いずれの方法も，利用者や家族の合意のもとに行います．

利用者と主治医との関係を知る

利用者に，主治医と話がしやすいか尋ねます．主治医との関係がよくないと，処方を変えてほしくても言い出せずに断薬したり，病状が悪化しても受診しなかったりするおそれがあります．さらに，主治医が利用者のことをどう評価しているのかも把握しておきます．

利用者への働きかけ

訪問看護導入直後に，病気や薬に関する認識を把握します．訪問看護に拒否的な利用者でなければ，薬局で処方薬とともに受け取る説明書を一緒に読み，理解力に応じて噛み砕いて説明します．処方内容にまったく興味がなく，服薬教育を受けた経験のないケースもありますが，その場合には性急な介入は避け，タイミングを見計らって薬について話し合います．病状変化や副作用が出現したときでないと，薬に興味をもたないケースもあります．処方薬が生活に何らかの影響を及ぼしたときに具体的な説明をすると，理解が深まります．

何度か訪問し，病気について話し合える関係になったら，病状悪化の兆候について確認し，本人や関係職種と対処方法を共有しておきます．主治医との関係がよい利用者なら，気分の変化や不眠があったときに自ら臨時受診し，頓服薬を処方してもらうことができます．受療行動がとれないとしても，看護師とのやり取りをとおして病状悪化を自覚できれば，処方変更があったときに受け入れやすくなります．

毎回の訪問時には，何気ない会話のなかで病状の変化がないか観察しながら服薬確認します．利用者が監視されているような気持ちにならないよう，「のみ忘れてしまうことはありませんでしたか？」「身体に何か嫌な影響の出る薬はありませんか？」など，言い方を工夫します．

完全に断薬しているケースもありますが，ある種類の薬だけを捨てていたり，ある時間の薬（たとえば朝食時の薬）だけが残っていたりするケースのほうが多くあります．このようなときは，まずのめない理由を聴いて，一切批判をせずに受けとめます．その理由は，口渇や食欲が増すなどの一般的な副作用である場合と，「頭の中が奇妙な感覚になる」「記憶を消される」などの言葉で表現される，副作用なのか病状の悪化なのか区別が難しい場合があります．後者なら，できるだけ詳しく話をしてもらいます．そして精神症状や副作用のアセスメントをしっかり行います．身体疾患が関連する可能性も踏まえ，フィジカルアセスメントも行います．そのうえで，「医師はすべての薬をのんでいるという前提で処方していますよ．身体に合わないならそれを伝えて，合う薬に変えてもらいませんか」と提案します．そして主治医にどう伝えるかを話し合います．利用者が主治医に直接言う，利用者が言うけれど看護師からも連絡する，利用者が言えないから看護師が代弁するなど，ケースバイケースです．

さらに副作用や病状悪化に対する対処方法を，利用者の視点で提案します．副作用のなかには，利用者自身が工夫することで軽減できるもの（口渇に対して含嗽するなど）があるので，生活状況に合わせて具体的に助言します．病状悪化の場合は，原則的に休息をとるように勧め，緊急性に応じて関係職種と連携します．入院を急ぐ状態でなければ，利用者が安心感を得られ，確実に服薬できるような援助体制をとります．

処方薬に納得し，服薬習慣が確立している利用者には，訪問のたびに薬を見せてもらうことをしない場合もあります．処方変更の有無，睡眠や食欲，気分の変調などを尋ねて，生活が安定していることがわかれば，利用者を信用していることを伝える意味で，毎回わざわざ薬を見せてもらうようなことはしません．もちろん，いつもと様子が違うように感じられたら，「薬を見せてくださいませんか」とお願いします．

受診直後の訪問時には，主治医と何を話したか，処方変更はないかを確認します．処方変更があれば，病状変化や副作用についての自覚を尋ね，看護師の観察したことと相違があれば率直に伝えます．病状が改善しなかったり，副作用が出現したりしたら，早めに前述のように医師への伝え方を相談します．

医師への働きかけ

服薬に課題のある利用者については，具体的な看護計画を立てて実践しているので，訪問看護計画書と訪問看護報告書[3]で毎月末に主治医へ経過を伝えます．臨時に報告・相談するのは，副作用が出現したとき，薬に関する言動や行動の変化があったとき，病状の変化があったとき，病状悪化が予測されるときなどです．

訪問看護師は利用者の生活状況を把握したうえで，利用者の立場から，服薬できるようになるための働きかけをします．断薬やのみ忘れを「問題が起きた」ととらえるのではなく，利用者がのみやすくなるために調整する機会ととらえます．具体的には，前述のように利用者の話を聴き，精神症状と生活状況を踏まえてアセスメントしたことがらと併せて，利用者の表現をわかりやすく主治医に伝えます．ときには処方変更について，具体的な例をあげて提案することもあります．のみ忘れのケースでは，服薬回数の調整を依頼することもあります．たとえば日中は外出していることが多い利用者は，昼薬をのみ忘れることが多かったり，人目を気にしてのめなかったりすることがあるので，昼薬のない処方に変更してもらいます．

[3] **訪問看護計画書，訪問看護報告書**
指定訪問看護事業者は，主治医に訪問看護計画書および訪問看護報告書を提出し，指定訪問看護の提供にあたって主治医との密接な連携を図らなければならない．

どのような点が問題になりやすいのか

1回分ずつのパッケージではなく，PTPシートのまま薬局から受けとる

精神科病院の院内処方は1回分ずつのパッケージになっていますが，クリニックの処方を薬局で受け取ると，種類ごとのPTPシート[4]のままです．多種多様の薬が処方されているケースでは，それぞれをいつ，何錠ずつのむのか，どれが頓服薬なのかなど，わかりにくいことだらけです．

箱やホルダーなどの道具を利用したり，訪問看護師が1回分ずつまとめたりするなどの管理の方法を，利用者と相談して決めます．それでものみ間違いが続くなら，1回分ずつのパッケージで処方してもらうように，クリニックと薬局に依頼します．

[4] **PTP**
press through packageの略．押し出して取り出す包装のこと．

薬の説明書が発行されない

独立型の訪問看護ステーションの場合，処方変更があっても看護師にそれが知らされることはめったにありません[5]．ですから訪問時に，利用者が薬局から受け取った説明書を見せてもらって，処方内容を確認します．しかし薬局によっては，利用者の申し出がないと説明書を発行しないことがあります．多種類の薬を1回分ずつパッケージにしてもらっている場合には，パッケージが半透明だと，中の錠剤の記号や数字が読みづらく，どれが何の薬なのか確認できません．説明書を発行してもらうように利用者に説明しても，薬への関心が低ければ忘れてしまうので，薬局やクリニックに照会することがたびたびあります．

[5] 独立型訪問看護ステーションの利用者は，それぞれが別々の医療機関にかかっているため，あちこちの医師と連携している．

退院前に，自宅における服薬管理の練習をしていない

退院前カンファレンスに訪問看護師が参加したときには，薬を自己管理しているか確認しますが，その手順を踏まずに訪問開始となることがあります．すると入院中に医師や薬剤師から薬の説明を受けていても，病棟で毎回看護師から渡されたものを服薬していたため，自己管理の経験がほとんどないケースがあります．服薬に関する認識が不十分でも，利用者に同居家族がいれば協力を得て，服薬の習慣を身につけることができます．しかし一人暮らしや，家族の協力が得られないケースでは，訪問回数を多めに設定します．多くの利用者の訪問看護は週１回～月２回なのですが，そのようなケースでは服薬の習慣が身につくまで週に数回訪問することを提案します．

服薬を続けることへの不安

利用者から，「いつまで薬をのみ続けるのか」という疑問を投げかけられたり，「のみ続けるのは身体によくない」と言われたりすることがあります．これらの言葉は，自分の身体に関心をもち，今後の生活に心配を抱いたからこそ発せられるものです．まずは，自分の身体や将来のことを真剣に考えているという姿勢について，肯定的なフィードバックをします．そして心配の背景にどんな事情があるのか，よく聴いて受けとめます．その後，長期服用しても安全であることや，断薬と病状悪化との関連を説明します．心配や疑問に対して，誠実に根気強くつきあい続けることが大切です．

工夫している取り組み

利用者に秘密で行動することは避ける

訪問看護での服薬支援は，利用者との信頼関係のもとに行うので，医師や関係職種に連絡をとる前に，利用者に了解を得ることを基本原則にしています．

個別性に応じた管理方法の提案

ウォールポケットのように壁にかけるタイプの服薬カレンダーは，利用者本人や家族，そして訪問看護師も服薬したかどうかの確認がしやすいです．しかし大きくて部屋の美観を損ねるので避けたいという意向がある場合には，仕切りのついた箱やカードホルダーなど＊1の購入を提案します．　（濱田淳子）

＊1 ページガイド
５章２「医療施設での取り組み－服薬自己管理」（p.145）参照.

文献

1）伊藤順一郎，監．統合失調症を知る心理教育テキスト当事者版 あせらず・のんびり・ゆっくりと．NPO 法人 地域精神保健福祉機構・コンボ；2008．p.11-21.

精神科デイケアにおける服薬支援：集団の治療的活用

はじめに

外来治療の一環であるデイケアという場は，生活の拠点を地域社会に置き，昼の一定時間を医療機関内の施設で過ごす「部分入院」としての役割と，集団活動や個別療法を行いながら社会生活を維持する「リハビリテーション」の機能をもちます．精神疾患をもつ患者が，生活場面のほとんどの時間を地域社会で過ごすということは，ストレスが伴います．病状を隠しながらひっそりと社会生活を送る人や，勤め先で病気を知られないか不安に思いながら働く人など，社会生活の重荷を背負いながら日常生活を送っています．デイケアへ通院して，同じ治療を受ける仲間の集団に入ることで社会での重圧から解放されるのですが，それだけにデイケアという場は症状が出やすい場でもあります．

近年，薬の進歩により，外来通院患者も多様な生活が送れるようになってきています．特に軽症例が増えている統合失調症では，早期に服薬を行うことで，生活環境を変えることなく，外来通院だけで治療が可能になっています．精神科リハビリテーションの場でも，こうした薬の後ろ盾があって，さまざまな支援が行えるのです．近年，就労支援や住居ケアが積極的に行われるようになってきたのも，薬による症状のコントロールが可能になったことが要因でしょう．

デイケアにおいて，服薬指導は日常支援の重要部分であり，リハビリテーションを行う基礎となっています．以下の項目では，飯田病院（以下，当院）での事例をもとに，デイケアにおける服薬支援の活用法を説明していきます．

> **POINT**
> **飯田病院概要**
> ・当精神科デイケアの特徴：大規模デイケア・ショートケア．利用時間は月曜～土曜の午前9時～午後3時30分．1日平均65人が利用
> ※病床数などは5章「2. 医療施設での取り組み－服薬自己管理」（p.145）を参照

集団がもつ治療効果

［ケース 1］拒薬をきっかけに薬の必要性を話し合った事例

週1回行われる集団療法の場で，拒薬の続くアキラさんは，「入院して薬をのまされてから病気が悪くなった」と参加者に言いまわっていました．はじめは周囲も，その力説ぶりに影響を受け，服用している薬に対して疑問をもち「今のんでいる薬を続けていて大丈夫か」という人や，帰宅後1人になると薬をのむことが不安になり電話で「薬をのんでいて具合が悪くならないか」と問い合わせる人もいました．しかし，やがて拒薬を続けるアキラさんの病的な言動をみて，「薬をのまないで前のように具合が悪くなったら困る」「薬をやめて入院になったら悲しい」と，服薬の必要性を主張できる患者が多くなりまし

> **POINT**
> **アキラさんの基本情報**
> 男性，40歳代，統合失調症．

た．アキラさんの主張と拒薬は現在も変わりませんが，他の参加者は「薬は毒」の言葉に振り回されることなく，それぞれが薬をのむことの必要性を語れるようになっていきました．

本事例からの学び

生活の背景や社会への適応状況がさまざまなデイケアにおいては，このような事例はよくみられます．なかには，就職を機に服薬中断している若い患者が，「薬をやめて病気を克服した」と勇ましく語るというような場面もあり，みる側がひやひやしてしまうことすらあります．薬に関する考え方も表現も実に豊かな環境です．

このような場面に遭遇すると，自我の脆弱な統合失調症圏の患者は，堂々と「薬の危険性」を主張する拒薬患者の言葉に一時は，不安や動揺がみられ，集団としても落ち着きのなさをみせます．こっそり薬の安全性を確かめに，スタッフルームを訪れる患者も多くなります．

このとき，スタッフが行わなければならないのは，患者のもつ不安や疑問を語れるようにする環境づくりです．そのために，まず集団（グループ）をつくり，正しい薬の知識（安全性）をスタッフが伝えます．参加者は個々にもつ薬に対する不安を語り，集団で不安が共有化されます．やがて薬の必要性を言葉にできれば，集団のなかに安心感が生まれ，全体が落ち着きはじめます．こうした場面を経験することで，問題が起きても，それをテーマに話し合えば，問題解決能力が高まります．集団そのものも凝集性が高まります．このように集団の力を使いながら，薬にまつわるさまざまなことが話し合われ，問題が共有化され，自ら薬をのむことへの動機づけが行われていく過程をみることができるのです．

集団のもつ特性からいえば，日々の服薬指導を重ねることは重要ですが，集団の１人が怠薬により入院する経過をみることで，薬の必要性が認識できれば，テキストを読むより教育効果は高いといえます．

再発の功罪

再発を防ぎたいことはもちろんですが，再発がときに治療効果を生むことがあります．

［ケース 2］再発を体験することで薬の必要性が認識できるようになった事例

薬の分量にこだわり，薬を減らしてほしいと診察のたびに訴えるマサミさん．徐々に薬を減量していくうち，いらいら，不眠が現れ，被害感も出るようになり，デイケアでも集団に入ることができず，「周囲の人に意地悪される」

POINT
マサミさんの基本情報
男性，50 歳代，統合失調症．

と訴えるようになりました．そこで，いったん入院して薬の調整を行いました．結果として，入院前より薬の量は増量してしまいました．

退院した現在も薬の量にはこだわりがあり，処方のたびに薬の内容が変わらないか確認してきますが，比較的安定した期間が続いています．マサミさんの場合，錠剤の数にこだわり，薬を減らすことが本人にとっての課題になっていました．しかし，徐々に減薬することで症状の悪化をまねき，入院をすることになってしまったのです．再発を経験することで，症状に応じた薬の量が必要なことと，無理な減薬を行うことで，かえって薬の量を増やさなければならなくなることを，マサミさん本人が確認しました．看護側にとっても，薬の量にこだわっているときは安定した状態でないと確認することとなり，薬に関する訴えがあっても，以前の体験を話し合うことで一定の了解を得られるようになっています．

本事例からの学び

これはデイケアがほぼ連日，患者の病状を観察することができ（部分入院の機能をもつため），症状の変化にも早期に介入できるという利点があるからです．今回のケースでも，薬へのこだわりをもちながらも，連日通院してくれていたので，再発が起こっても早期に入院に切り替えることができました．また，入院中も薬に関して話し合うことで，体験を振り返ることができました．

再発は防ぎたいものですが，早期介入によりすぐ手当てができる状況であれば，患者にとっても，看護師にとっても再発という体験から学ぶものは多いはずです．それを患者，看護師双方で「再発の履歴」として記憶しておくことにより，無駄な体験にはならないはずです．

処方内容を見ながらの説明

デイケアは外来通院の一部で，患者は全員どこかの医療機関で外来を受診し，薬をもらっています．他の医療機関を受診している患者を除き，当院で処方を受けている多くの患者は，スタッフと処方せんを確認するようにしています．患者によっては，わずかな処方薬の変更が気になり，病状に影響することもあります．また，薬を自己管理することが当然の在宅生活では，処方日前に薬が足りなくなったり，眠れないため余分に薬をのんでしまうこと，他の医療機関から処方された薬の内容がわからないといった質問など，さまざまな問題がもち込まれます．デイケアでは病棟のように薬剤師がデイケアの場に訪れることはなく，薬に関する問題の解決は現場の看護師に任せられることが多いのです．

デイケア臨床では，「服薬講義」や「SST[1]の服薬モジュール」を行ってい

[1] SST
social skills training の略．「生活技能訓練」または「社会生活技能訓練」と訳される．

ることをよく耳にしますが，集団での教育には限界があるのではないでしょうか．薬の必要性や効果を説明し，いったん理解されても，処方内容やのみ方に変更があると，不安が膨らみ，薬や医師への不信感につながることもあります．

したがって，前述したように当院では診察後，処方せんを持参してもらい，患者と一緒に処方箋を見ながら，変更のないこと，散剤や錠剤の一包化が必要なのか（薬袋ごとだとばらばらになってしまい，のみ忘れが出る場合もある），日付の印字を薬局に依頼するか（処方日ごとに）など，担当者が確認しているのです．また，のみ忘れのある患者には薬袋を持参してもらい，残薬がないか確認しています．今まで薬の変更が気がかりで診察のたびに電話連絡してきていた不安耐性の低い患者に対し，こうした確認作業を協働して行いました．今では診察日に調剤薬局から薬をもらい，2 週間ごとの内科薬と精神科薬をまとめて自宅に持ち帰ることで，家に帰っても混乱することなく薬がのめています．

「下痢が続くので下痢止めの薬をもらいにきた」という患者の処方内容を確認すると下剤をのみ続けていたり，「不安になる」と注射を頻繁に行っている患者の処方箋を見ると，不安時の薬が出ていても，それを忘れてのんでいなかったりするなど，患者によっては入院では起こりえないことが外来では起こります．患者自身が自分の処方内容を知ることで，薬に関する知識をもつようになり，薬をのんでいることでの生活上の注意事項を知ることや，継続する必要性の理解につながっていくことが理想です．薬の話に留まらず，こうした病気全般に関する話し合いが，「疾病管理」「障害受容」へと展開されていくと思います．

近年，第二世代の抗精神病薬の処方が主体となり，こうした会話が行いやすくなったのは事実です．反面，今でもいくら水を飲んでも治まらない喉の渇きや排尿障害，便秘を連日訴える患者が多いことも現状であり，そうした患者に共感的理解を示しながら，服薬継続の必要性を説得していく作業が，精神科的支援でもあると思います．

家族の治療参加を求めて

家族の薬に対する不安もよく聞かれます．

①こんなにたくさんの薬をのんでいて大丈夫か．

②覚えが悪くなったが薬のせいではないか．

③朝なかなか起きられないがどうしたらいいか．

患者の病気に対し，理解を深めようと熱心に問い合わせてくる家族も多いのですが，なかには今の主治医の処方が合っているかセカンド・オピニオンを求

表 1　デイケアにおける家族教室の例

テーマ	講師
病気の基礎知識	精神科医
精神科で使う薬の話	薬剤師
障害者雇用の現状	職業安定所職員
障害者自立支援法と施設	活動支援センター施設長
家族が知りたい介護保険	居宅支援事業所所長
地域における保健活動	保健所保健師

め，他院を受診される家族も現れています．当院のデイケアでは，家族の治療への協力と，薬や病気などの基礎知識をもってもらうため，「家族教室」[2]を行っています（表 1）．

▶2 家族教室
「家族会」は地域で行うものであり，医療機関が行うものは医療情報を伝達する「家族教室」でよいと考え，当院のデイケアでは「家族教室」とよんでいる．

薬や病気の基礎知識をテーマにした家族教室は繰り返し行われており，家族の関心度も高く，多くの参加者が集まります．家族教室で薬の説明を聞いて，「薬は毎回のまなくてもよいと思っていたが，続けてのまなければいけないとわかった」「夕方の薬は眠れればのまなくてよいと思っていた」など，初歩的なことについても家族が理解できていないことに気づきます．

こうして家族が薬や病気に対する理解を深めていくことで，家族の患者に対する対応が変わることがあります．病気の理解が進むと，すぐに疲れて休んでしまうなどの理由がわかり，覚えや理解力が悪くなったのも薬のせいではないと納得できるのです．回復期初期は，特に休息に十分時間をかけなければなりませんが，家族の理解がないと休むことができません．急性期を過ぎ回復期初期に活動性が低下している状態を「よけいに悪くなった」ととらえる家族も多く，身近にいる家族が回復を焦るばかりに，服薬が中断した例は決してまれではありません．回復過程には患者本人，治療スタッフ，家族の足並みがそろわないと円滑に進みません．当院では回復期初期の家族には，特に参加を促すようにしています．

地域資源の活用と協働

在宅精神障害者の生活背景は多様であり，近年の急速に進む高齢化により，その支援内容も変化しつつあります．たとえば 2006 年（平成 18 年）に施行された障害者自立支援法により，在宅精神障害者のホームヘルプサービスが積極的に導入されています．また，診療報酬上でも，訪問看護が病状に応じ頻繁に使えるようになり，在宅支援が手厚く行えるのは歓迎するところです．

[ケース3] 高齢の単身障害者の支援事例

アキコさんは単身生活者です．長年，入退院を繰り返しながらも，何とか生活の拠点を自宅に置いています．1週間の支援内容は表2のようになっています．

身体状況から，ホームヘルパーの訪問は介護保険を利用しています．しばらくこの支援で安定していましたが，高齢になるとともに些細なことで混乱しやすく，内科受診の後は薬をいつからのんでいいのかわからなくなり，「薬が足りない」と怒って，電話をしてくることが頻繁にみられました．訪問したホームヘルパーにも薬を触らせず在宅支援が困難になり，短期の休息入院を行い，それを機に支援内容の見直しを行いました．ケースカンファレンスのまとめを表3に，ケースカンファレンス後の役割分担を表4に示します．

服薬の簡素化が患者の負担の軽減になり，歓迎され，以前より混乱は少なくなりました．複数ある処方薬を整理することは，障害の有無にかかわらず煩わしいものです．在宅支援を行う際には，できるだけ薬をのむ回数や管理方法をシンプルにすることが必要です．また，複数の支援者がいる場合，誰がケア・

POINT

アキコさんの基本情報
女性，70歳代，統合失調症，ならびに，うっ血性心不全．

表2　アキコさんの支援内容

	月	火	水	木	金	土
支　援	休み	デイケア	ホームヘルパー	デイケア	デイケア	訪問看護・ホームヘルパー
受　診	受診（内科）			受診（精神科）		

表3　ケースカンファレンスのまとめ

①精神科薬ののみ方を1日3回から朝夕の2回にまとめる
②内科薬と精神科薬をいったん訪問看護師が預かり，訪問日に自宅の服薬カレンダーにセットする
③ホームヘルパーが訪問時に薬をのめているか確認し，情報をケアマネジャーに集約する
④内科受診は家族が同行し，薬を病院まで届けてもらう

表4　ケースカンファレンス後の役割

担当	曜日	役割
家族（近くに住む親族）	月	食材購入，内科受診つき添い
ホームヘルパー	水，土	食事づくり，服薬確認
訪問看護師	土	薬のセット（服薬カレンダーの確認）
デイケアスタッフ	火，木，金	自宅訪問時服薬確認*，精神科受診援助
ケアマネジャー	不定期	自宅訪問，ケア全般の調整

*デイケアスタッフが朝送迎時に自宅を訪問している

マネジメントを行うかが重要であり，在宅生活を最も把握している人がその責を担うべきだと思います．このアキコさんのケースは，①家族，②介護保険ケアマネジャー，③訪問看護師，④ホームペルパー，⑤医療デイケア看護師，が連携して服薬支援にあたったケースです．

今後の課題

近年，社会資源の数は豊富になってきており，医療がすべてを抱え込まなくても，地域の資源を結びつけることで途切れることなく支援のリレーができるようになりました．そのため，在宅精神障害者に対しては以前より安定した服薬支援が可能になってきています．

しかし一方で，退院促進や地域を中心にした医療への流れが進むなか，在宅精神障害者の高齢化も当然ながら進んでいます．今後はこうした地域資源を結びつけ，状況に応じた柔軟な服薬支援体制を地域で確立していくことが必要です．

（篠田　守）

◆ 文献
1）浅野弘毅．精神科デイケアの実践的研究．岩崎学術出版；1996.
2）近藤喬一，鈴木純一，編．集団精神療法ハンドブック．金剛出版；1999.
3）野田文隆，蜂谷英彦．誰にでもできる精神科リハビリテーション．星和書店；1995.
4）野中　猛．分裂病からの回復支援．岩崎学術出版；2000.
5）臺　弘，編．続・分裂病の生活臨床．創造出版；1987.

おわりに

ある日，本書の編集者である吉浜文洋さんから「精神科の薬の本をつくりたい」というお話をいただきました．そのとき，いくつか頭に浮かんだことがあります．

情報の海でおぼれないために

私たちの周りには，情報が溢れかえっています．10 年前と比べると，その量は圧倒的に増えているはずです．このような社会では，情報を収集する能力以上に，取捨選択をする「目」が必要とされています．

医療業界も同様の環境にあります．新しい薬，新しい疾患概念など…．研究が進み，それまでの常識が 180 度ひっくり返ることも希ではありません．

日々，新しい情報の波にさらされていると，つい新しい情報ほど価値のあるものと勘違いしそうになります．でも，はたしてそれは本当でしょうか．

精神科臨床の知

精神科医に特有（？）の天の邪鬼な性格のせいか，私は新しい薬や新しい疾患概念が出てくるたびに，眉につばをつけてしまいます．それは，ある日を境に病気の枠組みがガラッと変わることはない，これまで先人たちが積み上げてきた治療が突然，価値を失ってしまうはずはないと思ってしまうためです．

臨床では正しい知識を手に入れる努力を怠ってはいけませんが，経験から学んでいくことも大切です．大きな声は上げないけれど，それぞれの現場に臨床の「達人」といえるような人がいるのではないか，その人たちが臨床の経験から抽出してきた「知」を掘り起こすことはできないだろうかと…．

「人がいる」ということ

現在，大学で中心となっている精神医学は，「生物学的精神医学」です．精神科の薬物療法を研究対象とする「精神薬理学」などは，生物学的精神医学の最たるものでしょう．

しかし実際，患者さんを前にしたとき，薬理学の教科書どおりに治療が展開していくとは限りません．医療者と患者さんの関係性によって，薬の効果や副作用が大きく変わることを経験した方も多いでしょう．まずは，患者さんと医療者の関係性があり，それをより治療的に展開していくために薬物療法があると考えてもよいと思います．

それらをふまえて，できるだけ教科書らしくない，しかし臨床で役立つ今までにない薬の本ができればと考えました．さまざまな臨床の現場で，よい仕事をしている執筆者の協力を得てこの本はできました．本当にありがとうございました．

精神科の臨床で頑張っている皆様にとって，この本が少しでもお役に立てればうれしく思います．

町の明かりから遠い分，星の数が多い田舎の夏の夜空に改めて驚きながら

南風原　泰

索 引

精神科ナースが行う 服薬支援
臨床で活かす知識とワザ

2010年9月9日　初版第1刷発行©　〔検印省略〕

編　集　吉浜文洋(よしはまふみひろ)　南風原泰(はえばらやすし)
発行者　平田　直
発行所　株式会社 中山書店
〒113-8666　東京都文京区白山 1-25-14
電話　03-3813-1100（代表）
振替　00130-5-196565
http://www.nakayamashoten.co.jp/

装丁・DTP　株式会社　明昌堂
印刷・製本　三松堂株式会社
落丁・乱丁の場合はお取り替え致します

Published by Nakayama Shoten Co., Ltd. Printed in Japan
ISBN 978-4-521-73269-5